ELLI HOOP

DER HULA HOOP-PROBLEMZONEN-TRAINER

BAUCH, BEINE, PO & CO. GEZIELT TRAINIEREN

HULLER DICH *frei!*

Inhaltsverzeichnis

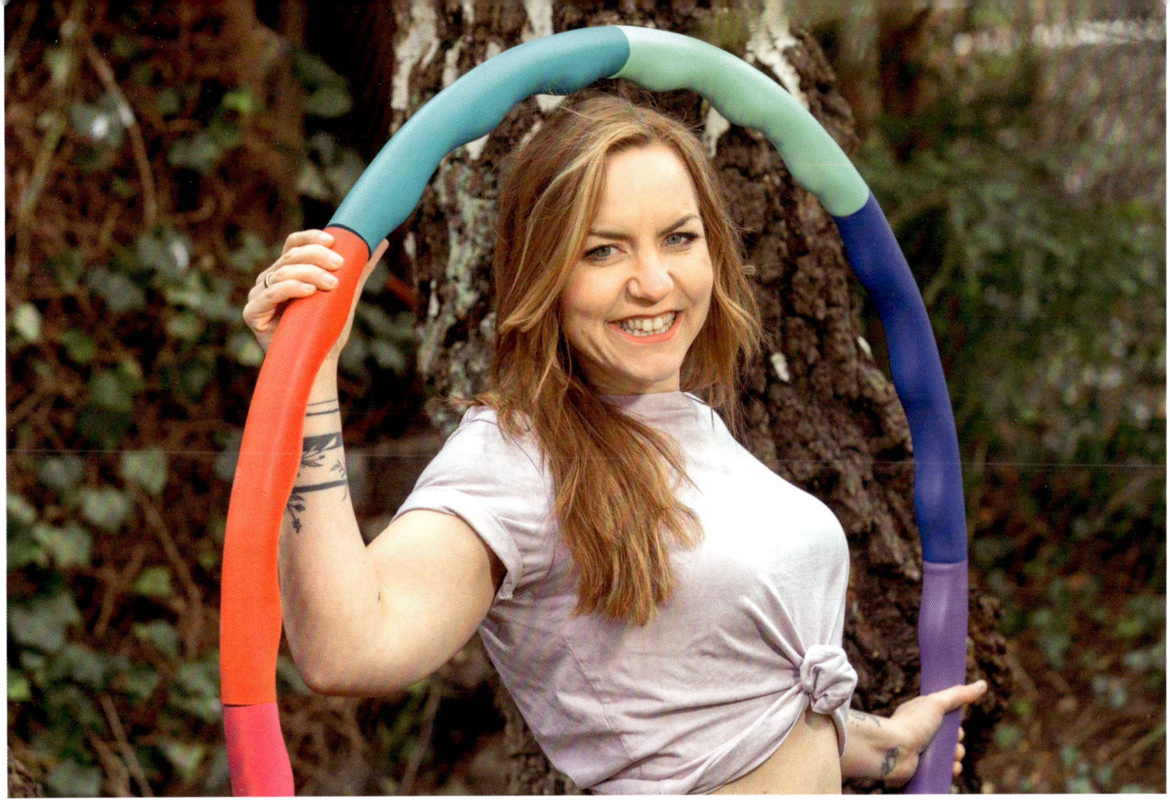

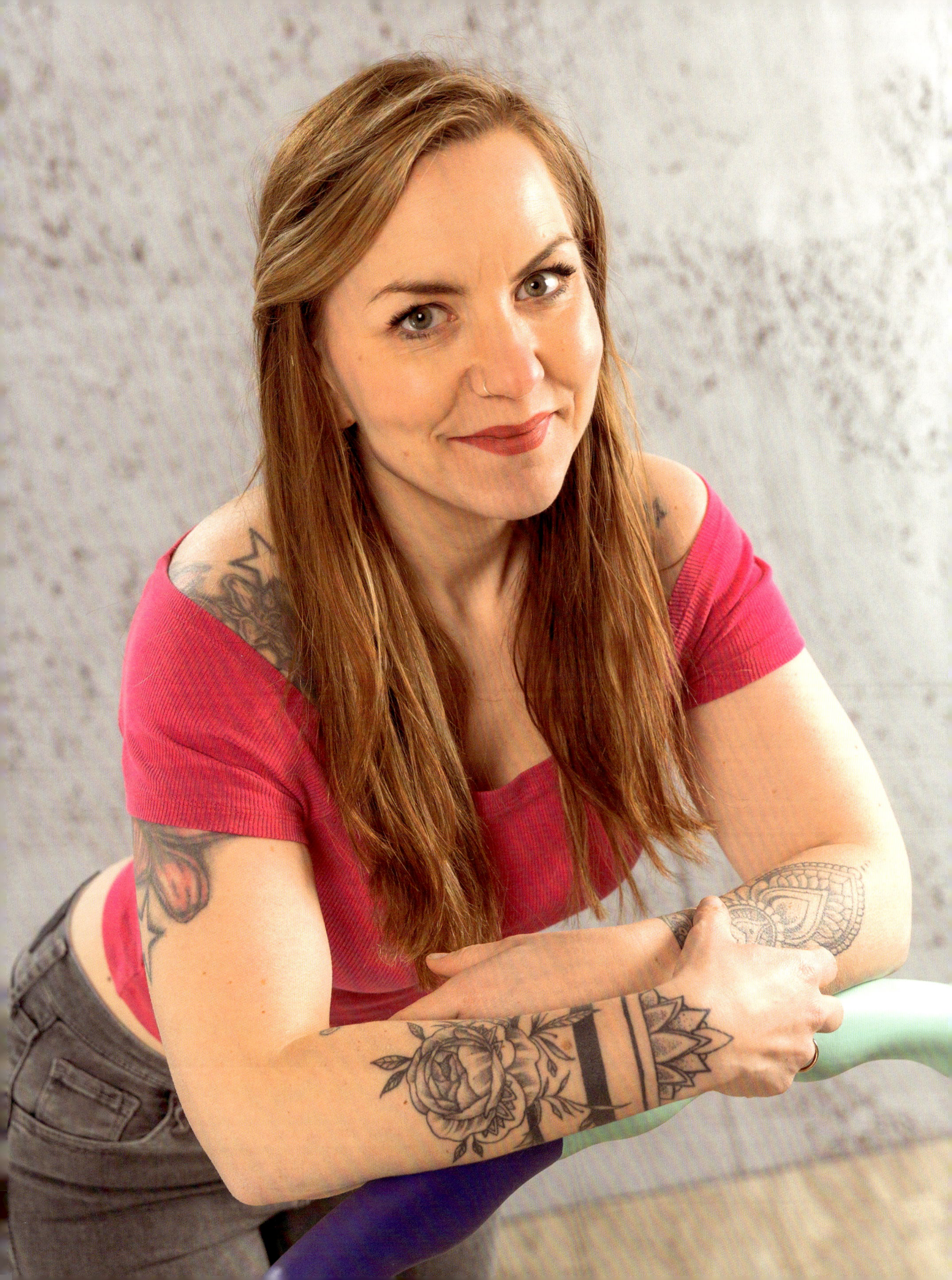

Hallo!

Ich finde, es ist an der Zeit, die in meinen Augen effektivsten Übungen beim Hullern zusammenzustellen. So hat man einen guten Überblick und kann immer mal wieder reinschauen, wenn man Inspirationen braucht oder ein wenig über die Hintergründe der Übung wissen möchte.
Wer ich überhaupt bin? Elli, hi! Ich bin seit 2018 stolze Besitzerin eines Hula Hoops und mittlerweile Hula Hoop-Trainerin und ziemlich aktiv bei Instagram und Youtube, um auch dort möglichst viele Menschen dazu zu motivieren, sich den Reifen zu schnappen und los zu legen. Und vor allem auch, um dran zu bleiben.
Hula Hoop soll kein Sport sein, den man mal ausprobiert und wieder vergisst. Es soll ein Sport sein, der zur Leidenschaft wird. Der dich und deinen Alltag nachhaltig verändern kann, wie bei mir geschehen. So war ich doch bis 2018 die bewegungsfaulste Person auf Erden und weit weg von der Fitnessbranche. Erzähle ich alten Schulfreunden davon, was ich heute mache, werde ich ausgelacht. Denn damit konnte wohl niemand rechnen. Ich war eine von denen, die in der Schule regelmäßig das Sportzeug „vergessen" hat, nur um nicht am Sportunterricht teilnehmen zu müssen. Ich war sehr zufrieden damit, 45 oder 90 Minuten auf einer Bank zu sitzen und anderen beim Sport zuzuschauen. Zugegeben, das mache ich auch heute noch gern. Am liebsten mit einem Kaffee in der Hand.
Hätte ich Hula Hoop nicht für mich entdeckt, hätte sich an all dem bis heute nichts geändert. Wie oft habe ich mir bei Instagram fremde Sport-Accounts angesehen. Ich fand es super cool, wie fit die Frauen waren. Aber statt mich zu motivieren, hat mich das immer weiter runtergezogen, weil ich nicht so sportlich war wie die andern. Und es auch nie für möglich gehalten hätte. Dann kam der Reifen, dann der Frust, weil ich es nicht sofort konnte, dann aber doch die Motivation, dann blaue Flecken (ACHTUNG: dann IMMER Pause machen) und dann ziemlich schnell die Leidenschaft. Und zack, habe ich auch schon die ersten Veränderungen bei mir gespürt.
Meine Rückenschmerzen waren wie weggeblasen, nachts musste ich nicht mehr aufstehen, um zur Toilette zu gehen, und meine Taille wurde zusehends schmaler. Quasi ein voller Erfolg auf ganzer Linie. Nie zuvor habe ich mich so wohl gefühlt wie jetzt durchs Hullern. Und meine Hoffnung, auch ein paar andere Leute dazu motivieren zu können, war groß.
Und das habe ich geschafft. So stehe ich teilweise vor mehreren tausend Leuten (zugegeben in der digitalen Welt), huller, gebe Tipps und zeige Übungen mit dem Wissen, dass sich danach sicher einige Leute gut fühlen werden. Und das Gefühl ist großartig!
Damit das Hullern aber nicht zu langweilig wird und auch andere Muskeln mit involviert und trainiert werden, findest du hier in diesem Buch diverse Übungen für unterschiedliche Muskelgruppen, die du während des Kreisens machen kannst, oder auch mit dem Reifen ohne zu Kreisen. Hierbei dient der Reifen dann als Hilfsmittel. Natürlich würde ich mich freuen, wenn du alle Übungen immer mit dem normalen Kreisen kombinieren würdest. Einfach vorher 5–10 Minuten hullern oder eben im Anschluss zum Runterkommen.

Viel Erfolg dabei wünscht dir

Elli

Die Geschichte des Hula Hoops

Der Hula Hoop-Reifen als Geschicklichkeits-, Spiel- und Fitnessgerät ist keineswegs eine Erfindung der Neuzeit, auch wenn Material wie Bewegungsabläufe eine Entwicklung durchlaufen und sich im Laufe der Zeit geändert haben.
Als Holzreifen, der beispielsweise mit einem Stock geschickt im Lauf vorwärtsbewegt wird, begegnet uns der Reifen bereits in antiken Abbildungen aus dem alten Ägypten. Und auch in der abendländischen Antike findet der Reifen in den sogenannten „hippokratischen Schriften" Erwähnung.
Dass Bewegung, Beweglichkeit und Ausdauertraining dem menschlichen Körper zuträglich sind, ist also auch keineswegs eine Erkenntnis unserer Tage, sondern als Grundgedanke schon wesentlich älter. Und speziell das Reifentreiben trainierte grundsätzlich die Hand-Beine-Augen-Koordination und daher war diese Geschicklichkeitsübung über lange Zeit keineswegs nur für Kinder interessant.

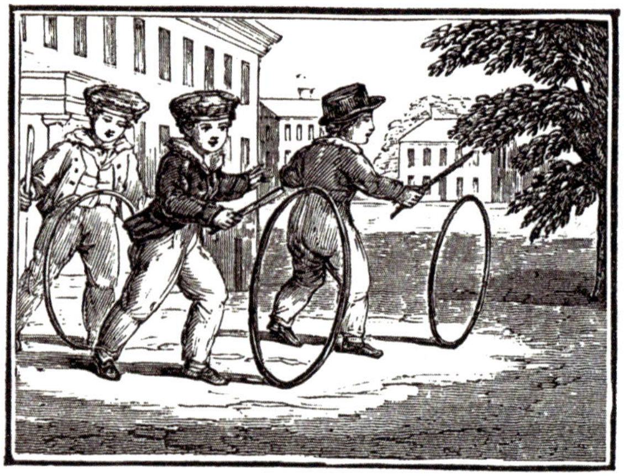

Jungen spielen mit Reifen, Holzschnitt. Kinder-Zeitschrift „Merry's Museum" 1842

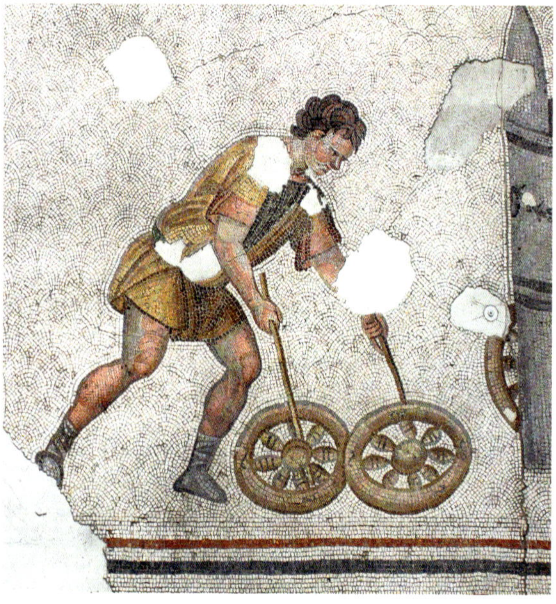

Ein Junge spielt mit Reifen. Mosaik, 6. Jahrhundert v. Chr. Mosaik-Museum Großer Palast, Istanbul

Aber im Laufe der Jahrhunderte kam dann in Europa der spielerische Aspekt des Holzreifens mehr und mehr zum Tragen. So waren es ab dem ausgehenden 18. Jahrhundert vor allem Kinder, die den Holzreifen im Spiel vor sich her trieben oder um die Hüften kreisen ließen.
Auf alten Postkarten sieht man vielfach Kinder in Matrosenanzügen und Schürzenkleidchen mit ihren Spielzeugen abgebildet, darunter auch die Holzreifen als beliebtes Spiel- und Geschicklichkeitsgerät.
Vermutlich sind es Seeleute, die im 18. Jahrhundert auf ihren Fahrten in die Südsee mit den traditionellen Hula-Tänzen der polynesischen Ureinwohner auf den Hawaii-Inseln in Kontakt kamen. Sie brachten den Begriff „Hula" mit nach Europa und es entstand die Bezeichnung „Hula Hoop". „Hoop" bedeutet im Englischen im Übrigen nichts anderes als Reifen. Unser

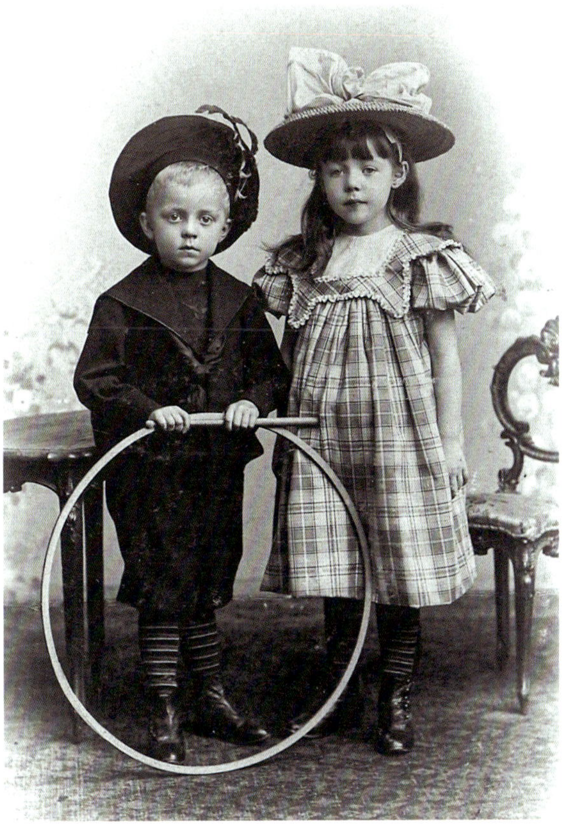

Geschwister mit Reifen, um 1900

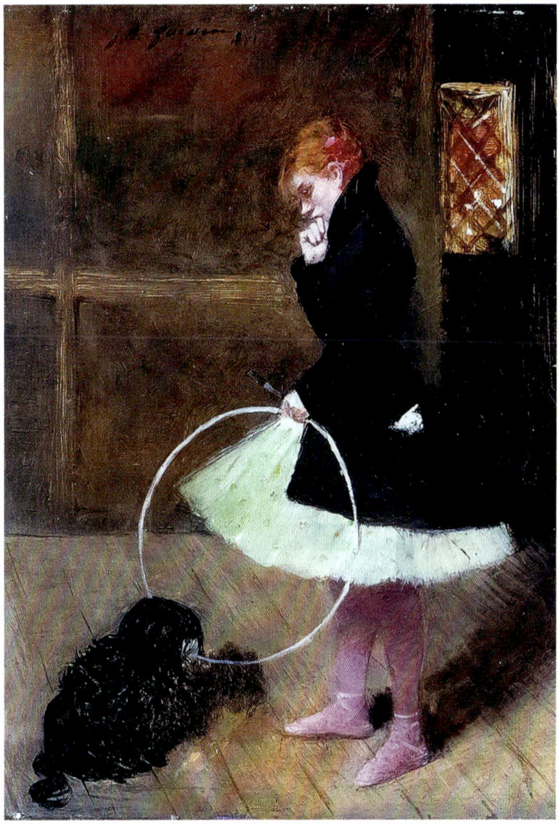

Jean-Louis Forain (1852–1931): Tänzerin mit Hund und Reifen

Hula Hoop-Reifen ist folglich ein wenig „doppelt gemoppelt".
In den 60er-Jahren des vorigen Jahrhunderts trat dann die nächste entscheidende Veränderung ein: Die ersten Reifen aus Kunststoff entstanden und damit die Reifen, wie wir sie heute kennen. Vormals bestanden die Reifen nämlich einfach aus biegsamen Naturmaterialien wie Weidenruten oder Binsen, generell aus Holz oder sogar aus Eisenringen, wie sie bei den Holzfässern und Bottichen als Halteringe zum Einsatz kamen. Die nun wesentlich leichteren Kunststoffreifen um die Hüften kreisen zu lassen, entwickelte sich zum Trend. Kunststücke mit mehreren kreisenden Reifen begeisterten Kinder wie Erwachsene und auch der Film und das Varieté entdeckten für sich die Faszination des Reifenkreisens. In Deutschland spiegelte die Filmkomödie „Hula-Hopp Conny" aus dem Jahr 1959 die damalige Begeisterung für den Reifen wider!
Seither schwillt die Begeisterung für das Hüftkreisen mal ab und mal an, und zudem sind neue Varianten und Einsatzfelder hinzugekommen.
Die Olympische Disziplin der Rhythmischen Sportgymnastik zeigt beispielsweise den Umgang mit Reifen ebenso wie heutige, spektakuläre Varieténummern. Auch der Hoop-Dance findet immer mehr Anhänger/innen. Allerdings werden hierfür spezielle Reifen benötigt, die sich von den klassischen Hula Hoop-Reifen unterscheiden.
Alles in allem schon eine lange Zeit, in der uns die Reifen begleiten und Freude bereiten – als eine rundherum gute Sache, die eben auch irgendwie zeitlos ist.

Was bewirkt Hula Hoop?

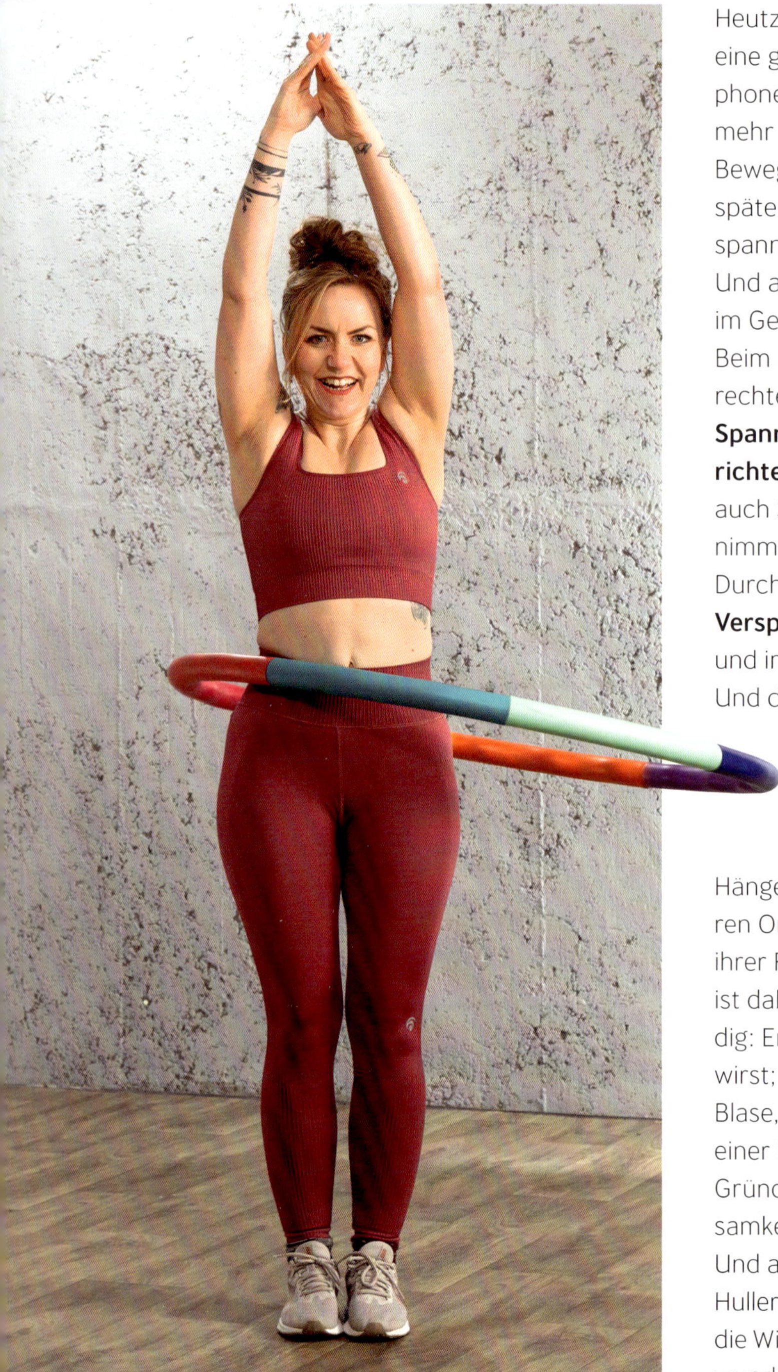

Heutzutage verlieren wir leider immer öfter eine gesunde und **aufrechte Haltung**. Smartphone, PC und Couch verleiten uns immer mehr zu „Lümmel"-Positionen. Wer nicht durch Bewegung aktiv bleibt, bekommt früher oder später körperliche Probleme in Form von Verspannungen, Schmerzen oder Haltungsfehlern. Und als Bewegungsmuffel wird man oft auch im Geist träge.

Beim Hullern ist es fast unmöglich, keine aufrechte Haltung anzunehmen. Du brauchst die **Spannung im Bauch und den geraden aufgerichteten Rücken**. Eine aufrechte Haltung strahlt auch Selbstbewusstsein aus. Vielleicht übernimmst du die Aufrichtung dann auch im Alltag. Durch das Hullern lassen sich prima im Rücken **Verspannungen lösen** und Steifheit in der Hüfte und im Lendenwirbelbereich lockern.

Und deinen **Beckenboden,** diese Muskelgruppe, die man oft nicht auf dem Schirm hat, außer sie macht „Faxen", wird dadurch ebenso trainiert und gestärkt. Den Beckenboden kannst du dir wie eine Hängematte im Beckenbereich für deine inneren Organe vorstellen, der diese stützt und in ihrer Funktion unterstützt. Der Beckenboden ist dabei für drei wichtige Bereiche zuständig: Er sorgt dafür, dass du nicht inkontinent wirst; er stützt deine inneren Organe wie Blase, Gebärmutter und Vagina und führt zu einer höheren Sensibilität beim Sex. Alles gute Gründe, um ihm auch ein bisschen Aufmerksamkeit zu widmen.

Und auch deine **Wirbelsäule** wird durch das Hullern entlastet. Die kleinen tiefen Muskeln um die Wirbelsäule herum werden durch das Hullern wunderbar aktiviert und stimuliert.

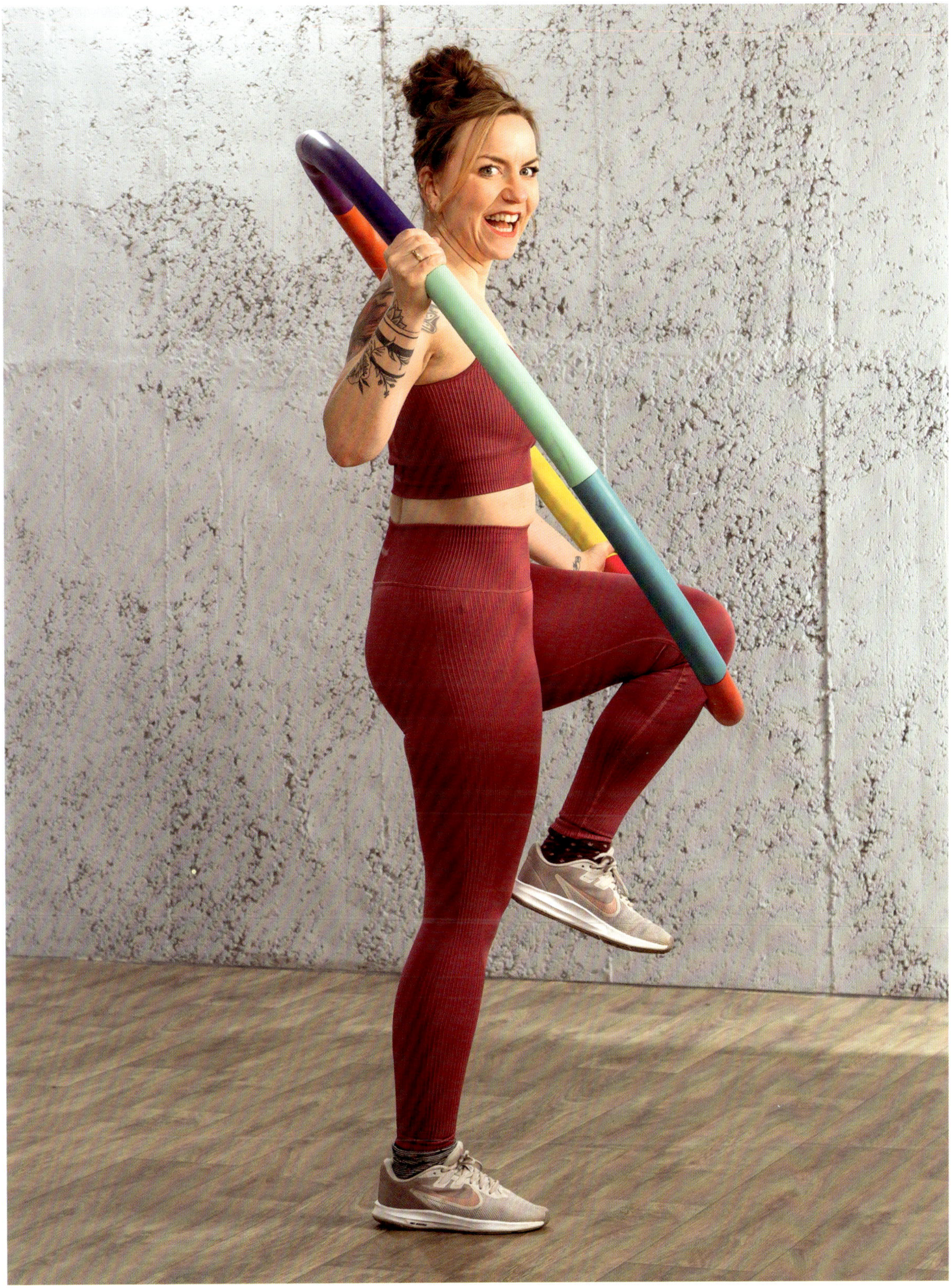

Dadurch wird die Wirbelsäule beweglich gehalten – das ist sehr wichtig, um langfristig aktiv bleiben zu können! Du wirst also rundum gestärkt und **beweglicher** – das wiederum führt zu mehr Dynamik im Alltag. Auf diese sanfte Weise bewegst du alle deine Gelenke und bringst deinen Rücken in Bewegung.
Gutes Stichwort: **Bewegung.** Ich, du, wir alle sind dazu gemacht, uns zu bewegen. Schau dir die Entwicklung der Menschheit an, Bewegung ist essenziell. Was sich nicht bewegt, ist tot. Und nein, die Höhlenmenschen haben natürlich nicht mit Stoßzahn-Hoops gehullert. Brauchten sie auch nicht – denn sie haben sich bewegt! Man konnte nicht eben mal im Supermarkt alles einkaufen. Sie mussten jagen und sammeln und sich fit halten, um zu überleben. Durch die Entwicklung der Menschheit und die Industrialisierung fallen alle diese Gründe sich zu bewegen weg. Angenehm – mehr Zeit für anderes. Aber wie gesagt, genetisch sind wir immer noch auf Bewegung programmiert. Also warum startest du nicht. Du brauchst dazu kein Fitnessstudio, keine Mitgliedschaft ... nur einen Hoop.

Hula Hoop
für eine starke Mitte!

Hullern ist ein **fröhlicher und sanfter Einstieg** in die Welt der Bewegung. Mit nur einem Trainingsgegenstand kannst du auf so vielen Ebenen etwas für deinen Körper tun, und auch wenn du schon sportlich unterwegs bist, bringt Hullern dir hier noch einmal Abwechslung in dein Training. Hullern in Kombination mit meinen Übungen verbessert deine Ausdauer, stärkt deine Rumpfmuskulatur, deine Beckenbodenmuskulatur und schult deine Koordination.

Zuallererst muss ich sagen, **lernt man sich selbst und seinen Körper besser kennen.** Du merkst schnell, ob du neue Bewegungsabläufe schnell lernst oder doch etwas länger brauchst. Man braucht schon ein bisschen Durchhaltevermögen und Konzentration am Anfang. Und das ist auch gut so. Neue Herausforderungen im Alltag, die auch noch Spaß machen, fördern die Kreativität, und es ist ein herrliches Gefühl, wenn der Hoop dann das erste Mal länger oben bleibt!
Wenn du es dann schaffst, den Hoop oben zu halten, kannst du anfangen meine Übungen zu machen. Ich kann dir versichern, dass die Rumpfmuskulatur, also die Bauch- und Rückenmuskulatur, durch das Hullern effektiv gestärkt werden und du das garantiert auch im Alltag merken wirst.
Übrigens ist eine starke Mitte für viele andere Sportarten auch hilfreich und **hilft auch bei der Verdauung**. Ja, richtig gelesen ... Bewegung aktiviert den Magen-Darmtrakt ebenso wie eine starke Muskulatur, die den Bauchraum massiert. Stelle dir vor, du fängst heute an zu hullern. Was könntest du in einer Woche, in einem Monat oder in einem Jahr erreichen? Hullern braucht nicht viel Zeit und Platz. Man kann es einfach zwischendurch machen, und das macht es so schön einfach und trotzdem ist es effektiv. Stelle dir vor, wozu du, dein Körper und dein Wille in der Lage sind!
Es gibt natürlich auch ein paar Gründe, weshalb Hullern für den Moment nichts für dich sein könnte oder du vorab mit einem Arzt sprechen solltest:

- Schwangerschaft
- frische Narben
- Hüftprobleme
- Verletzungen an der Wirbelsäule
- einige Medikamente (Blutverdünner – es kann schon mal blaue Flecken geben beim Hullern)

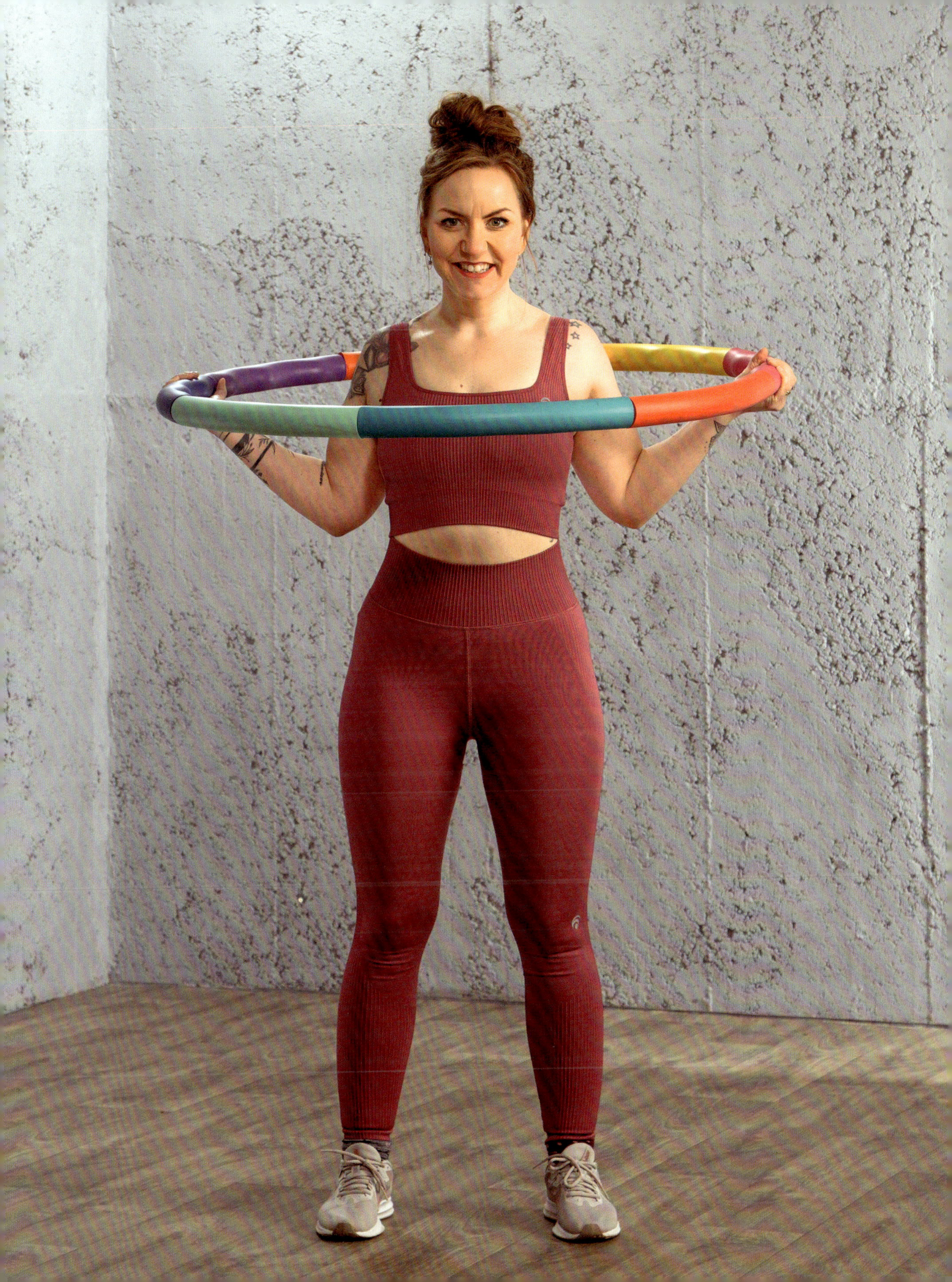

Hula Hoop und Abnehmen

Hula Hoop ist gut für die Fitness und die Gesundheit. Außerdem ist es ein Sport, der sich zunächst gar nicht wie Sport anfühlt, sondern einfach Spaß macht. Dazu kommt aber noch ein weiterer Aspekt: Hula Hoop kann dir beim Abnehmen helfen!

Beim Hullern kommst du nämlich ganz schön ins Schwitzen. Angeblich kann man beim Hullern bis zu 400 Kalorien pro Stunde verbrauchen. Ok, eine Stunde hullern ist schon ziemlich ambitioniert, aber auch ein geringerer Kalorienverbrauch führt dich nach und nach zum Ziel. Natürlich kommt es auch darauf an, welche Hula Hoop-Übungen du kombinierst, ob du anstrengende Squats einbaust, und auch darauf, wie schwer dein Reifen ist. Aber so oder so: Hullern – und generell viel Bewegung – kann dich unterstützen, wenn du abnehmen möchtest.
Natürlich geht das nicht mit Hullern allein – du solltest auch noch andere Faktoren beachten.

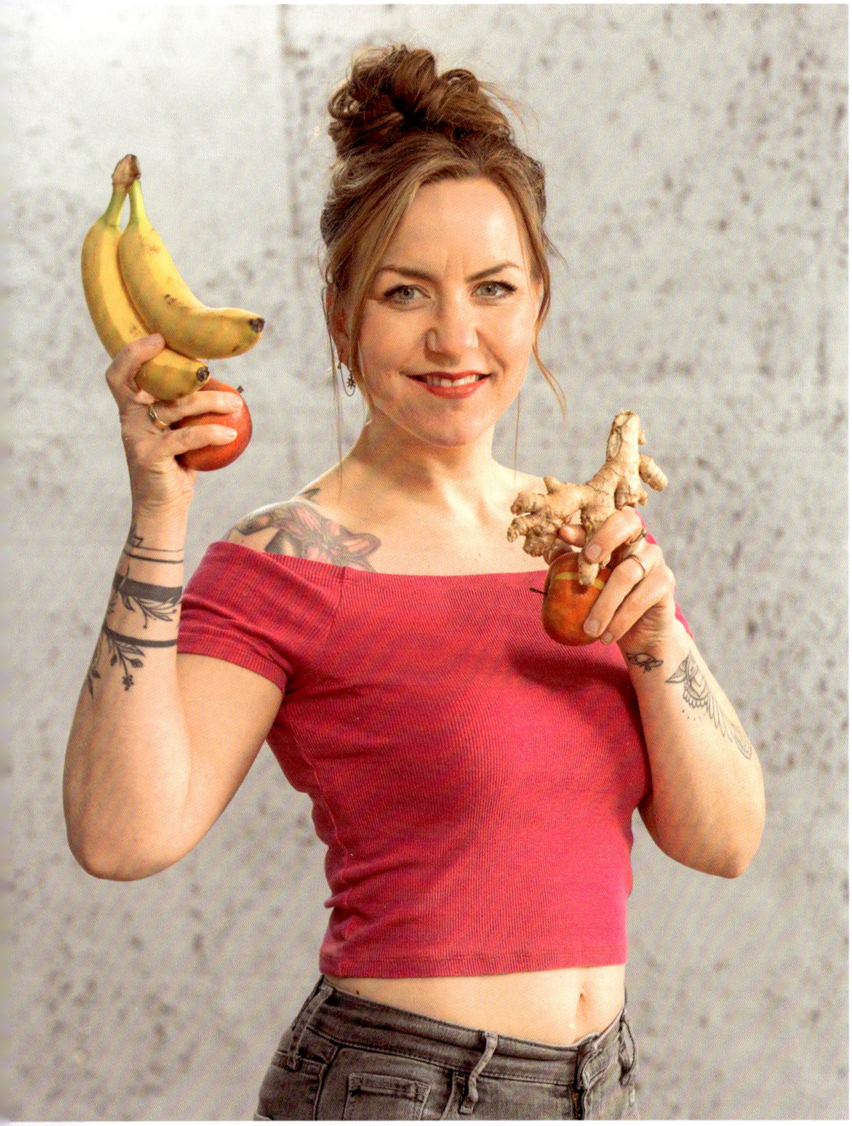

AUSGEWOGENE ERNÄHRUNG

Was hilft es, wenn du jeden Tag eine Stunde hullerst, dir aber anschließend zwei Brote mit Schokocreme einverleibst?
Mit Sport allein ist Abnehmen nämlich sehr schwierig. Viel besser gelingt es dir, wenn du gleichzeitig auf eine gesunde Ernährung achtest.
Iss **viel Obst und Gemüse**, achte auf komplexe Kohlenhydrate und vermeide zuckerreiche Lebensmittel – dann bist du auf dem richtigen Weg!

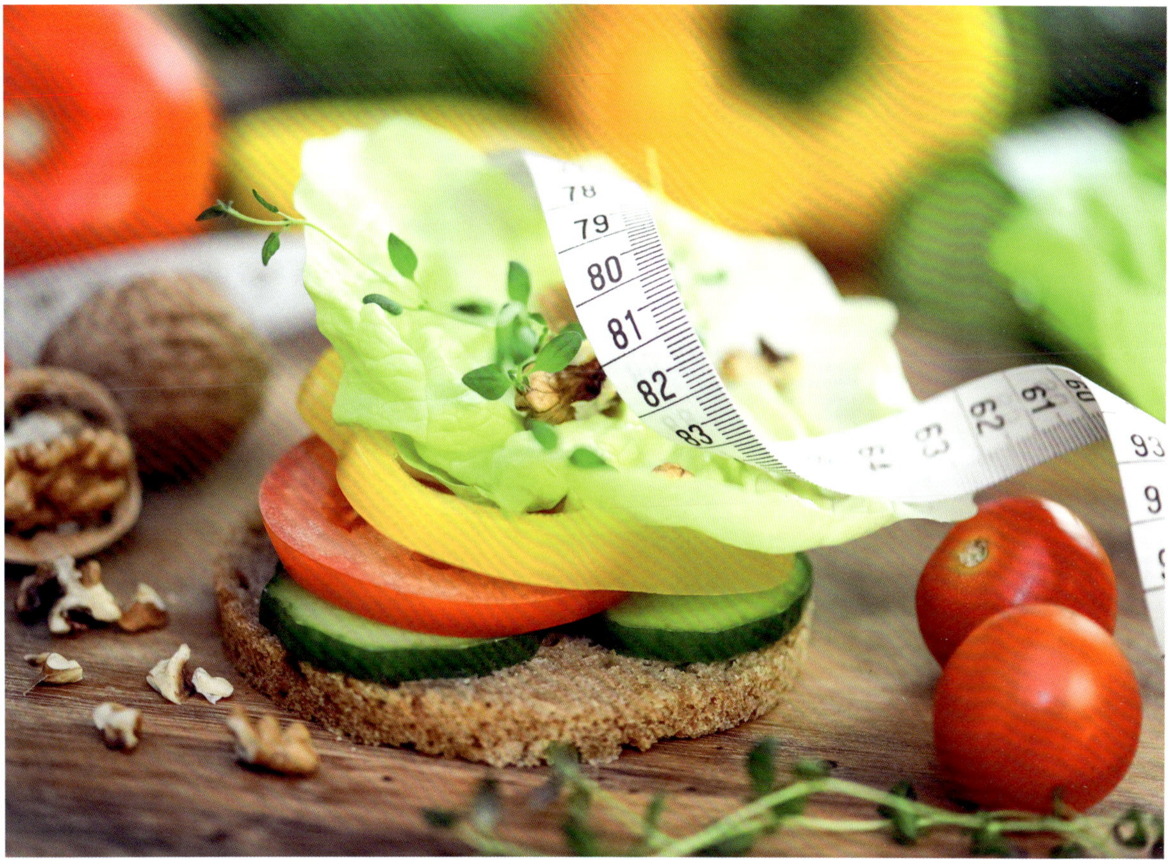

GENUG TRINKEN

Wie wichtig es ist, genug zu trinken, wissen wir alle theoretisch. Weil wir das aber gern vergessen, gibt es dazu weiter hinten im Buch noch weitere Informationen und Rezepte für Fitness-Drinks.

Neben einem ausgewogenen Flüssigkeitshaushalt hat das Trinken, besonders vor dem Essen, aber einen weiteren tollen Effekt: **Dein Bauch ist schon voll!** So wird dein Hungergefühl etwas gebremst.

REGELMÄSSIG TRAINIEREN

Fürs Abnehmen ist auch wichtig, dass du regelmäßig und mehrmals in der Woche trainierst. Klar, wenn du einmal eine halbe Stunde hullerst, verbrauchst du auch viele Kalorien, aber um effektiv zu sein, musst du es immer wieder machen.
Nur so wird es zu deiner **Routine** und bekommt einen festen Platz in deinem Alltag. Wenn du keinen Hula Hoop-Kurs besuchst, kann es hilfreich sein, dir feste Termine fürs Hullern zu setzen. Dann fällt es nicht mehr so leicht zu sagen: „Ach, ich muss erst noch die Wäsche machen. Ich huller später." Du musst nicht darüber nachdenken, wann du zum Reifen greifst, und deine Familie weiß auch Bescheid, dass jetzt **deine Zeit** ist!

Der Body-Mass-Index

Wenn du wissen möchtest, ob du unter-, normal- oder eher übergewichtig bist, gibt es verschiedene Möglichkeiten, z. B. mit Rechenformeln oder durch das Messen mit einem Maßband. Eine dieser Möglichkeiten ist der sogenannte Body-Mass-Index, kurz BMI.

Beim BMI wird eine ungefähre Maßzahl ermittelt, indem das Körpergewicht, die Masse eines Menschen also, in Relation zu seiner Körpergröße gesetzt wird. Ungenau ist dieser Richtwert insofern, als er z. B. den Körperbau oder das Verhältnis von Muskel- und Fettmasse bei der Berechnung nicht berücksichtigt. Die Formel, um den BMI zu errechnen, ist aber einfach:

BMI-Wert = Körpergewicht/Körpergröße^2

Als ein Beispiel: Du bist 1,65 m groß und du wiegst 70 kg. Dann rechnest du ganz einfach so: Nimm deine Körpergröße mit sich selbst mal. Anschließend teilst du dein Körpergewicht durch diesen Wert.

BMI-Wert = 70/(1,65 × 1,65)

BMI-Wert = 70/2,72.

BMI-Wert = 25,7.

Aufgerundet hast du also einen BMI von 26.

BMI-Wert	Gewichtsklasse
< 18,5	Untergewicht
18,5–24,9	Normalgewicht
25–29,9	Leichtes Übergewicht
> 30	Übergewicht

Online gibt es viele BMI-Rechner, in die du dein Gewicht und deine Körpergröße einfach eingeben kannst. Manche berücksichtigen in ihrer Berechnung außerdem **Alter und Geschlecht**.

Wichtiger als der reine BMI ist hingegen das **Verhältnis von schwerer Muskulatur und leichterem Körperfett** in deinem Körper und wo sich das Körperfett befindet.

Um das herauszufinden, kannst du hierfür deinen Bauchumfang schlicht und einfach messen. Je mehr Zentimeter das Maßband beim Taillenumfang aufzeigt, desto mehr Bauchfett hast du vermutlich. Und mit Bauchfett werden diverse gesundheitliche Risiken in Verbindung gebracht. Grundsätzlich geht man davon aus, dass mit zunehmendem Taillenumfang auch das Gesundheitsrisiko steigt.

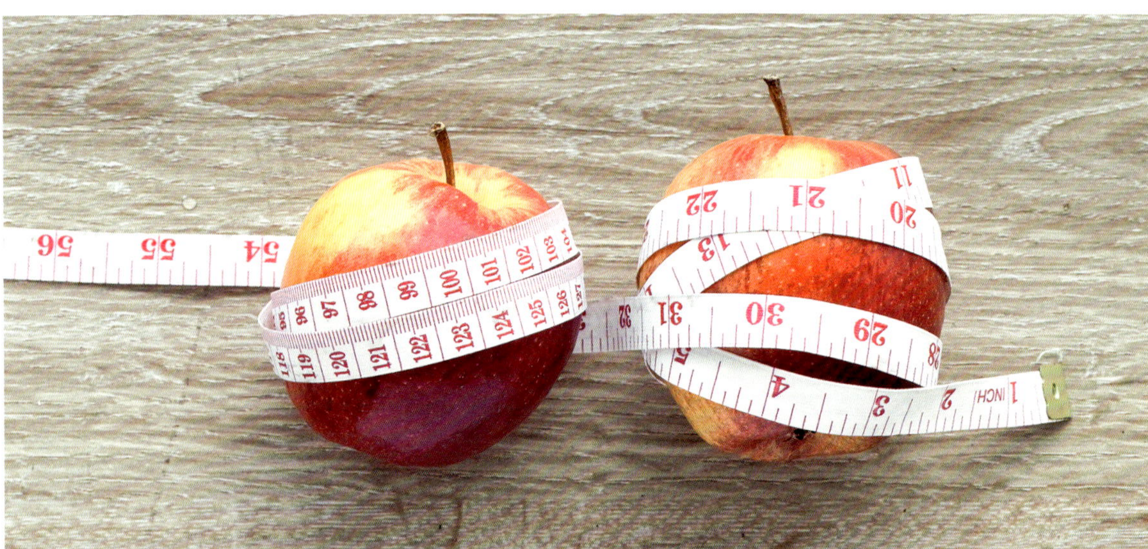

Die richtige Einstellung

Das Schöne am Hullern ist, dass du es jederzeit und an jedem Ort machen kannst! Zum Hullern brauchst du nicht viel: Nur einen Reifen, und schon kann's losgehen.
Naja, nicht ganz. Du brauchst auch die nötige Motivation, deinen Allerwertesten vom Sofa und in den Reifen zu bekommen. Zugegebenermaßen ist das nicht immer einfach. Schließlich ist dein Leben sicher ganz schön voll – voll von Terminen, Verpflichtungen und Ablenkungen. Da fällt es leicht, das Hula Hoop-Training zu verschieben. Auf nachher, auf morgen, auf irgendwann.
Da hilft es, dir bewusst zu machen, dass es hier um dich geht und darum, dein Leben zu verbessern, sei es durch bessere Fitness, weniger Rückenschmerzen, geringeres Gewicht oder einfach nur mehr Spaß.
Dieses Buch gibt dir einiges an Hintergrundwissen und viele Tipps zum Thema Fitness und natürlich jede Menge Hula Hoop-Übungen. Die Voraussetzungen hast du also. Jetzt geht es ums Machen! Du wirst überrascht sein, wie schnell sich dein Körper an die neue Herausforderung anpasst!
Menschen motivieren sich auf die unterschiedlichste Weise. Mit diesem Buch hast du den ersten Schritt getan.
Wenn es dir dennoch schwerfällt, dich zu motivieren, findest du hier ein paar Tipps:

TIPPS FÜR DIE MOTIVATION

- **Fang an!** Schon allein dieser erste Schritt fühlt sich toll an.
- **Mit Musik geht's besser!** Stelle dir eine Playlist zusammen, die dir gute Laune macht. Außerdem kann dir die richtige Musik dabei helfen, beim Hullern in einem Rhythmus zu bleiben.
- **Gemeinsam macht's mehr Spaß!** Lade einen Freund oder eine Freundin ein und hullert zusammen. Dabei darf auch mal gelacht werden ;-)
- **Feste Zeiten!** Reserviere dir eine bestimmte Zeit – Tag und Uhrzeit – und eine Dauer, in der du immer hullerst. Keine anderen Termine und keine Entschuldigungen!
- **Hole deine Familie ins Boot!** Mache deiner Familie klar, wie wichtig das Hullern für dich und deine Gesundheit ist. Sonst heißt es ständig: „Mama, kannst du mal ...?"
- **Belohne dich!** Schließlich leistest du ja auch etwas – nicht nur beim Hullern! Das kann z. B. eine Tasse Kaffee ganz in Ruhe auf dem Balkon sein oder nach einer durchgehaltenen Huller-Woche der neue Kinofilm.
- **Tracke deinen Erfolg!** Notiere dir, wann du wie viel gehullert hast. Du wirst überrascht sein, wie sehr du dich schon nach kurzer Zeit steigern kannst. Dafür gibt es z. B. auch extra Journale, in die du deinen Erfolg eintragen kannst.

FÜR DICH UND DEINEN KÖRPER!

Bestimmte Dinge wie Übergewicht oder Unbeweglichkeit musst und solltest du keineswegs als gottgegebenes Schicksal hinnehmen. Im Gegenteil: Es ist längst kein Geheimnis mehr, dass ein Zuviel an Bauchfett z. B. ein deutliches gesundheitliches Risiko für verschiedene chronische Erkrankungen wie Gefäßerkrankungen oder Störungen des Stoffwechsels in sich birgt. Dieses kann man aber durch das richtige Essverhalten und vor allem durch Bewegung dauerhaft reduzieren. Aber die Motivation, z. B. Bauchfett loszuwerden, sollte sein, dass du dich wohler in deinem Körper fühlen möchtest, nicht um irgendwelchen unrealistischen und überzogenen Schönheitsidealen hinterherzuhechten. Denn wenn du mehr Sport, Beweglichkeit und Ausdauer erreichen und deine Ernährungsgewohnheiten ändern möchtest, einfach weil du dich besser fühlen willst, so ist dies ein viel dauerhafterer Motivator als alles andere. Glaube mir – ich spreche aus Erfahrung!

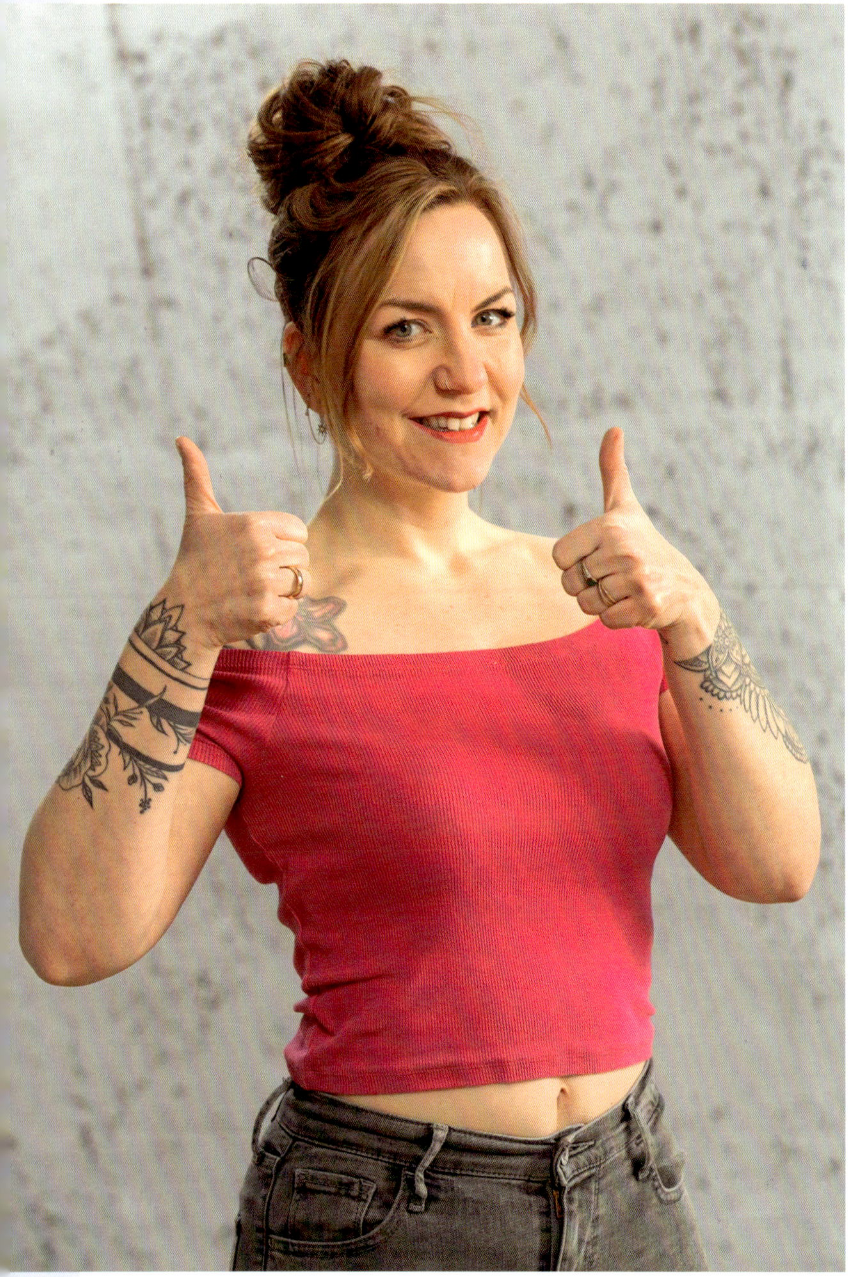

Sei du selbst
die Veränderung,
die du dir wünschst
in dieser Welt.

DEINE ENTSCHEIDUNG!

Die gute Nachricht aber lautet: **Du kannst selbst entscheiden**, ob du durch mehr Bewegung etwas für dich, für deinen Bauch, deinen Rücken oder deinen Beckenboden, ja für den ganzen Körper tun möchtest. Und es dann tun.

Für mehr Stabilität und damit für eine aufrechte Körperhaltung ist das Hullern geradezu ideal. Denn du stärkst, wie du später bei den Übungen sehen wirst, deine Muskulatur unmittelbar. Mehr Bauchmuskeln bringen auch mehr Beweglichkeit im Oberkörper. Außerdem verhelfen sie dir als „natürliches Korsett" zu einer besseren Körperhaltung, denn sie unterstützen zusammen mit deiner Gesäßmuskulatur deine Wirbelsäule.

Deine Bandscheiben und Nervenstrukturen werden so entlastet – auch dies bewirkt auf rein körperlicher Ebene, dass du dich in deinem Körper wohler fühlst und weniger unter Verspannungen leidest.

Und auch, wenn du z. B. deine **Energiebilanz** durch Umstellung der Ernährung zum Positiven änderst, indem du deinem Körper nur noch genau die Energie zuführst, die er für sein Funktionieren benötigt, und nicht mehr, dann wird sich dies ebenfalls auf dein Körpergefühl auswirken. Über gesunde Fette und ausreichend Eiweiß freut sich dein Körper; reduzierst du gleichzeitig noch die Zufuhr von Zucker und achtest dabei auf eine ausgewogene Ernährung mit viel frischem Gemüse und Obst, dann feiert er Party. All dies hat übrigens auch Auswirkungen auf deine Haut und deine Haare – man wird dir also deutlich ansehen, dass du dich im wahrsten Sinne des Wortes wohl in deiner Haut fühlst!

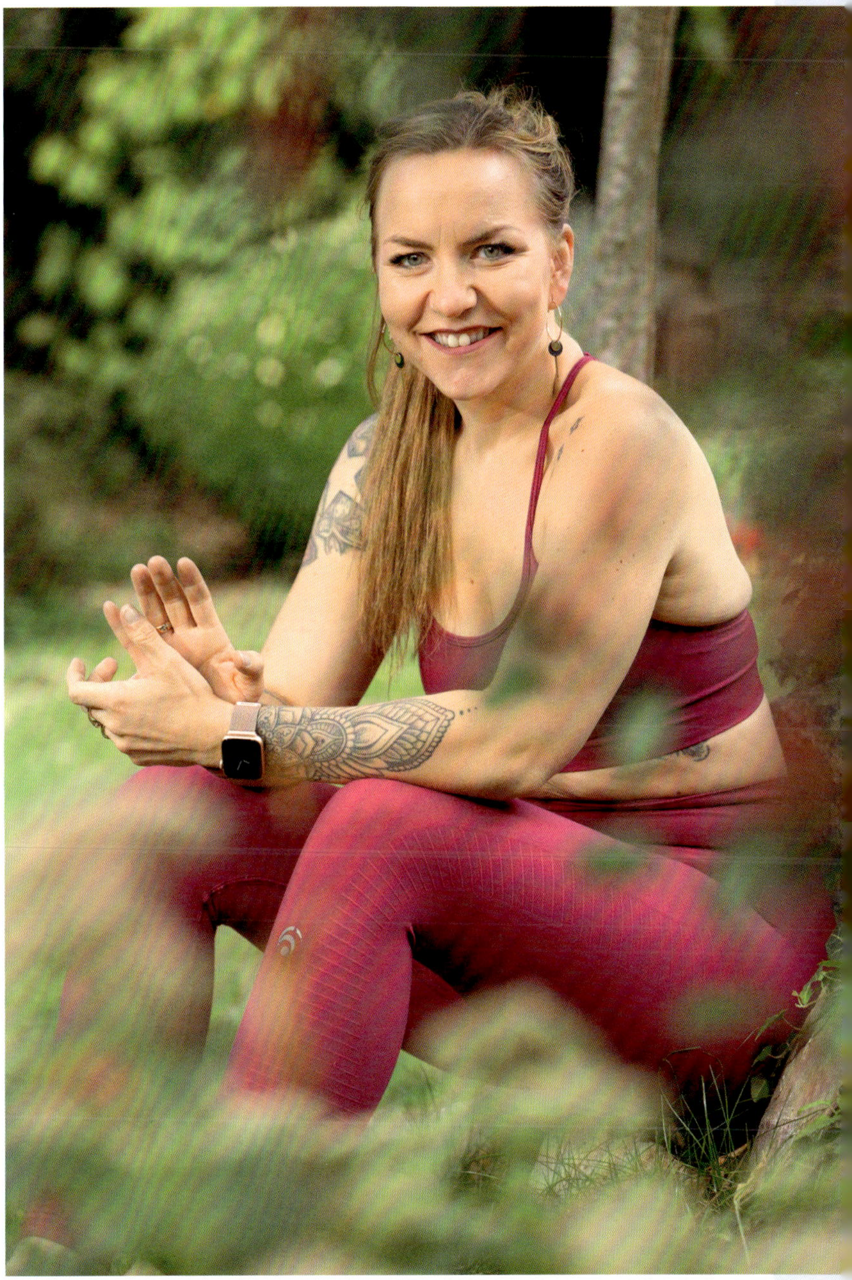

Wohlfühlen im eigenen Körper

Sich wohlzufühlen im eigenen Körper hat zuerst einmal ganz wesentlich mit der eigenen Körperwahrnehmung zu tun.

Statt dich mit Selbstzweifeln und überhöhten Ansprüchen an dich selbst zu quälen und dem ständigen Zwang zur Selbstoptimierung zu folgen, solltest du dich zuerst einmal als das sehen, was du bist: **einmalig!** Alles andere führt nur zu Dauerstress. Vielmehr solltest du dahin kommen, zufrieden mit dir selbst zu sein und im Rahmen deiner Möglichkeiten zu einem bewussteren Umgang mit dir selbst zu finden. Damit du dich in deinem eigenen Körper wohlfühlst.

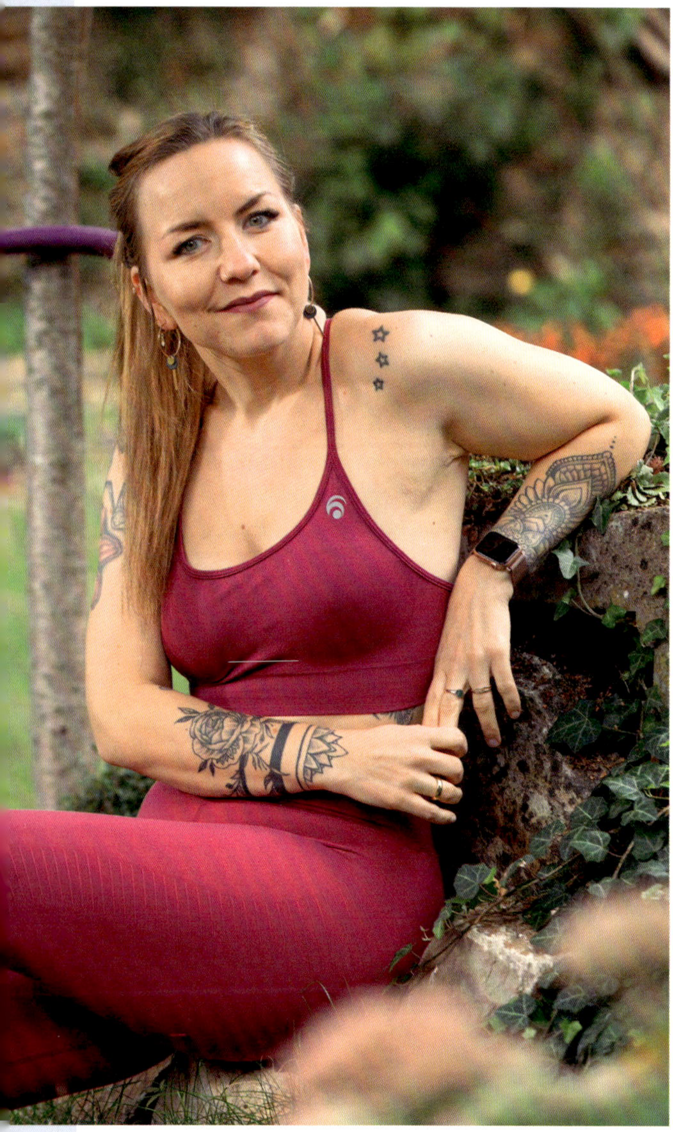

Denn so wie es eine Negativspirale aus Stress, falscher Ernährung, Bewegungsarmut und mangelnder Selbstliebe gibt, so entsteht umgekehrt eine Art **positiver Domino-Effekt**, wenn du etwas tust, was gut für dich ist. Dein Körper spürt dies und empfindet es als eine Belohnung – du tust ihm gut und tust dir etwas Gutes. Und genau das stärkt dich wiederum in deiner Motivation und in deiner Disziplin. Du wirst die Ziele, die du dir selbst steckst, einfach leichter erreichen, wenn du lernst, in dich hineinzufühlen. Dies brauchst du nämlich, wenn du langfristig, in kleinen machbaren Schritten und dafür aber konsequent und vor allem dauerhaft deinen Lebensstil ändern möchtest.

Zum Wohlfühlen im eigenen Körper gehört auch, dass du dir **Zeit für dich** nimmst. Wie ist deine eigene Körperwahrnehmung überhaupt? Statt den Fokus allein auf Problemzonen zu legen, überlege, was du an dir liebst und magst, und betrachte deinen Körper als deinen Verbündeten! Er ist ein Teil von dir, von deiner Ausstrahlung, und du wirst dich nicht wohler in ihm fühlen, wenn du ihn mit Diäten oder unrealistischen Hau-Ruck-Sportprogrammen quälst! Lege den Fokus eher auf den Aspekt der Dauerhaftigkeit, wenn du Problemzonen angehst und deinen Körper trainieren möchtest.

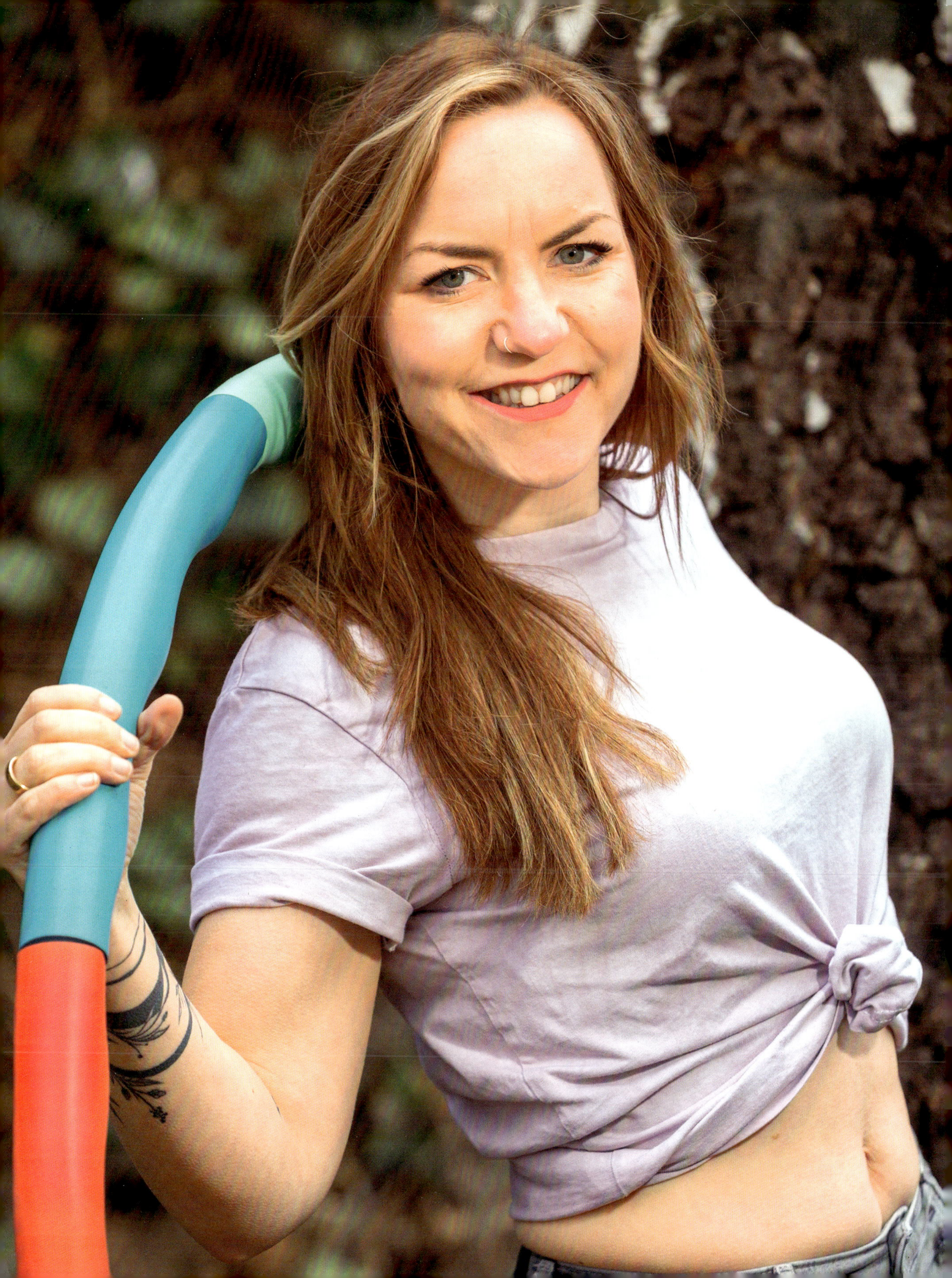

PERFEKT GIBT'S NICHT!

Den „perfekten Körper" gibt es sowieso nicht, und du bist schön, wenn du dich schön fühlst und mit deinem eigenen Körperbewusstsein im Reinen bist. Zum Wohlfühlen im eigenen Körper gehören jedenfalls keine ständigen Selbstzweifel und Selbstvorwürfe – dazu neigen insbesondere Frauen oftmals viel zu sehr! So etwas entmutigt nur und bremst dich aus.
Dein Ziel sollte daher ein „Bauch zum Wohlfühlen" und nicht ein „Bauch zum Schönsein" sein. Dann lebst du auch eher nach deinem Körpergefühl, du achtest auf ihn und gibst gleichzeitig damit auf dich selbst acht.
Akzeptiere, dass es bestimmte Körperformen gibt, die genetisch festgelegt sind. An welchen Körperpartien sich bei dir z. B. Fettdepots bilden, liegt nämlich **in deinen Genen**. Diese Speicher für etwaige Notzeiten sind im menschlichen Erbgut fest verankert. Früher sprach man gerne mal davon, dass man „etwas zum Zusetzen braucht". Und in grauer Vorzeit, als der Mensch noch Sammler und Jäger war, sicherten diese Notreserven das Überleben. Gegen die Evolution kommst du nicht an – gegen den inneren Schweinehund aber schon.
Ganz bestimmt hast du auch schon einmal vom „**Birnentyp**" und „**Apfeltyp**" gehört, richtig? Wenn du z. B. zum sogenannten Birnentyp (die wissenschaftliche Bezeichnung lautet übrigens *gynoid*) gehörst, so sind bei dir eher der Po und die Oberschenkel ausgeprägter und kräftiger, die Körpermitte dagegen schlank. Anders der Apfeltyp (der androide Typ): Hier ist eher die Körpermitte kräftiger und lagert genetisch bedingt Fettdepots ein. Dafür sind Hüften und Oberschenkel schlanker.

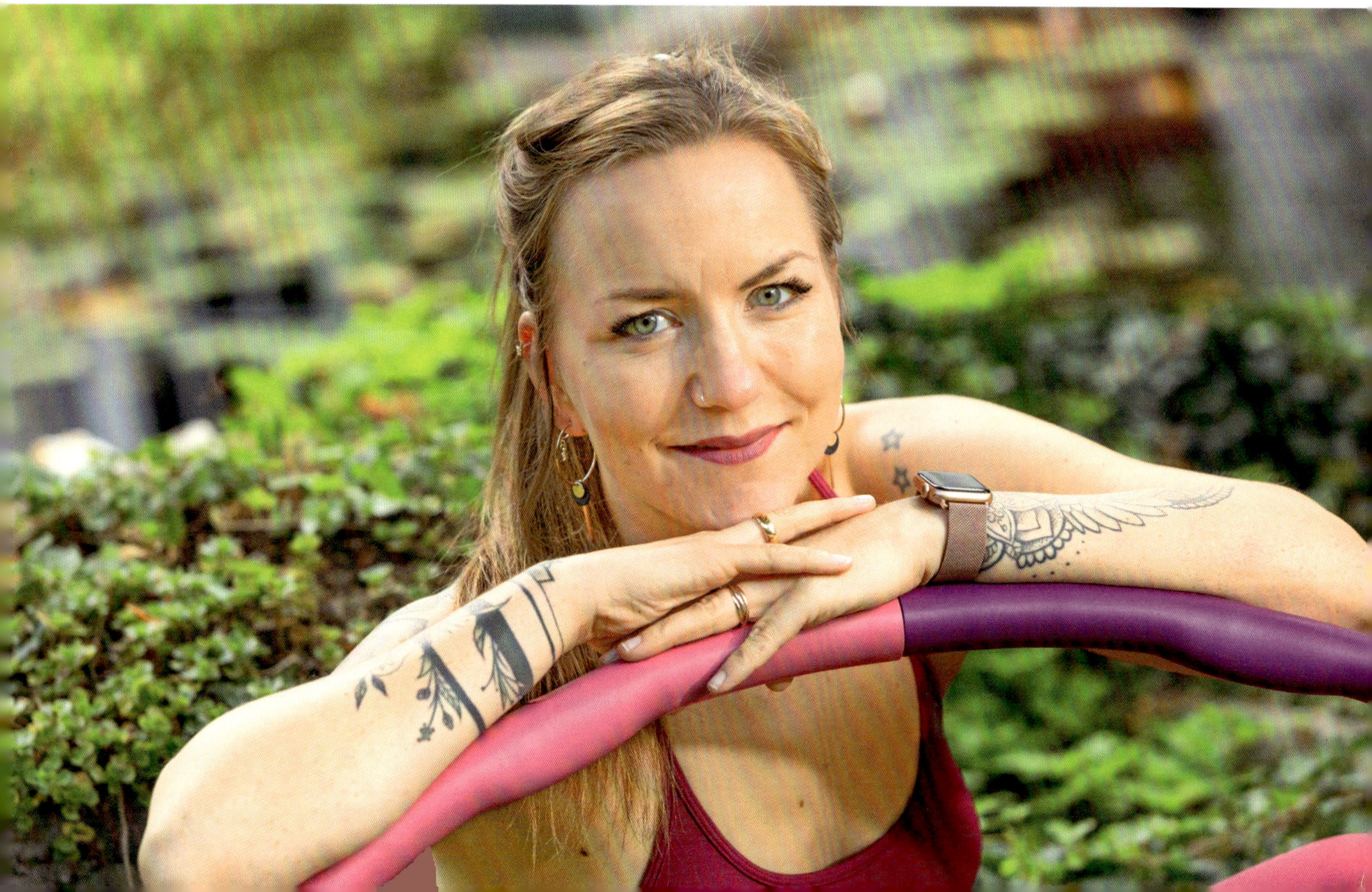

FÜR MEHR LEBENSQUALITÄT

All dies steigert langfristig und nachhaltig deine Lebensqualität – und um genau die geht es. Wenn du dich und den Reifen bewegst, dann tust du etwas für deinen Körper. Und da Muskeln in Bewegung nun einmal Energie verbrennen, geht es irgendwann ganz automatisch an deine Fettreserven und eben auch an dein inneres Bauchfett. Denn von dort bekommt dein Körper die nötige Energie auch her, sobald er die aus der Nahrung zugeführte verbraucht hat. Er geht sozusagen „ans Eingemachte".
Und voilà – ein Wohlfühlen auf allen Körperebenen ist nach und nach die Folge: Dein Stoffwechsel kommt auf Hochtouren und deine Ausdauer verbessert sich ebenso wie deine Beweglichkeit insgesamt. Deine aufrechte Haltung wird ganz automatisch Ausdruck deines verbesserten Selbstwertgefühls sein. Du fühlst dich wohl in deinem Körper und man sieht dir dies auch an. Kein Kleid der Welt allein kann dir dieses Gefühl vermitteln. Denke immer daran: **Dein Körper ist dein bester Freund und ein Wunderwerk der Natur!** Hochkomplex und genial in seiner Gesamtkonstruktion – liebe ihn und behandle ihn gut. Dann geht es auch dir gut in ihm.
Vergiss nicht: **Du entscheidest!** Auch darüber, ob Dinge so bleiben, wie sie sind, oder nicht. Nimm dir Zeit für dich und für ein Mehr an Lebensqualität und Körperbewusstsein! Zeit für dich und ein Mehr an Lebensqualität bedeuten auch, bewusst Auszeiten im Alltag zu suchen, um die eigenen Energiequellen wieder aufzuladen. Kleine Fluchten aus dem Alltagsgeschehen können schon ein Spaziergang an der frischen Luft, eine in Ruhe getrunkene Tasse Tee oder Kaffee oder auch das Zusammensein mit lieben Menschen sein. Das Glück, das in den kleinen Dingen und Momenten des Lebens liegt, ist nicht zu unterschätzen. Wenn man sich auch an kleinen Dingen erfreuen und dafür dankbar sein kann, ist man bereits auf einem guten Weg. Und wenn du den Fokus vermehrt auf deine eigenen Bedürfnisse legst, bringt dich dies automatisch auch verstärkt zum Handeln.

„Man muss dem Körper Gutes tun, damit die Seele Lust hat, darin zu wohnen."

Winston Churchill

Die richtige Ausstattung

DER REIFEN

Bevor du mit Hula Hoop beginnst, brauchst du natürlich die richtige Ausstattung. Zum Glück ist das gar nicht viel, denn Hula Hoop ist wirklich unkompliziert. Zu Beginn genügt einfach nur ein Hula Hoop-Reifen!
Damit das Hullern aber funktioniert und dir auch Spaß macht, sollte es der richtige Reifen sein. Vielleicht kennst du aus deiner Kindheit noch die glatten, leichten, bunten Plastikreifen. Hula Hoops für Erwachsene sind heute leicht gepolstert und deutlich schwerer. Viele verschiedene Hersteller bieten viele verschiedene Reifen an. So gibt es welche mit Noppen, mit Wellen, glatte Reifen, schwere oder leichte Reifen.

In diesem Buch geht es um Hula Hoop-Fitness, achte also darauf, einen **Hula Hoop-Fitness-Reifen** zu kaufen und keinen Dance-Hoop.
Dann sollte dein Reifen **stabil** sein. Die allermeisten Reifen kommen in acht Segmenten, die man zusammenstecken muss. Bei qualitativ nicht so hochwertigen Reifen sind die Steckverbindungen manchmal wackelig oder der Reifen hängt schlapp herab, wenn du ihn waagerecht hältst. Damit zu hullern ist schwierig und macht wenig Spaß.
Das **Gewicht** deines Reifens spielt eine ganz wesentliche Rolle, denn mit einer gewissen Schwungmasse ist es leichter, den Reifen oben zu halten.

Darauf solltest du bei deinem Reifen achten:

- Reifen für Fitness-Hula Hoop
- Stabilität
- das richtige Gewicht
- der richtige Durchmesser

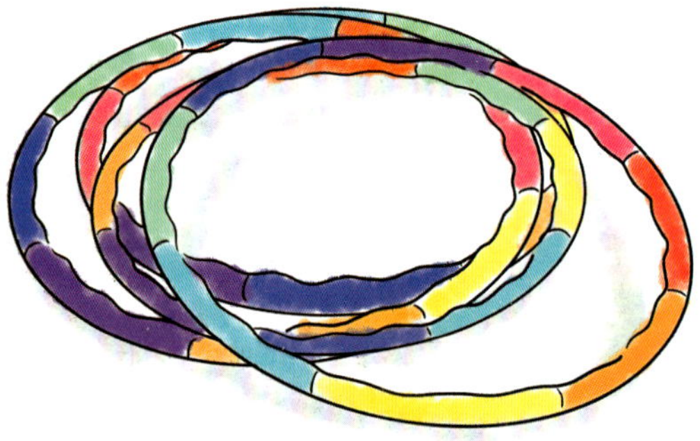

Das Gewicht des Reifens sollte zu dir und deinem Körpergewicht passen. Fitness-Hula Hoops beginnen meist bei einem Gewicht von 1,2 kg. Für Anfänger und leichtere Personen ist ein Gewicht von 1,2–1,5 kg geeignet, Fortgeschrittene und schwerere Personen können Reifen mit einem Gewicht von 2–3 kg verwenden.

Vorsicht: Nimm bei einer offenen Rectusdiastase keine schweren Reifen! Hier und auch bei anderen gesundheitlichen Problemen solltest du mit deiner Ärztin oder deinem Arzt sprechen, bevor du mit Hula Hoop beginnst.

Auch der **Durchmesser** des Reifens ist wichtig. Wenn du den Reifen senkrecht vor dir aufstellst, sollte er etwa bis zu deinem Bauchnabel reichen. Den richtigen Durchmesser kannst du auch ermitteln, indem du mit einem Maßband deinen Taillenumfang misst:

Taillenumfang	**Reifendurchmesser**
96–105 cm	105 cm
106–115 cm	110 cm
116–125 cm	120–130 cm
126–140 cm	140 cm

DIE KLEIDUNG

Wie schon gesagt: Hula Hoop ist Sport, der sich nicht wie Sport anfühlt. Tatsächlich, denn eigentlich brauchst du nicht einmal besondere Kleidung zum Hullern.
Damit du den Reifen – besonders am Anfang – gut oben halten kannst, ist es hilfreich, **enge Kleidung** zu tragen. Weite Sachen oder ein dicker Pulli geben deinem Reifen keine „Angriffsfläche". Mit einer gut sitzenden Jeans und einem T-Shirt kannst du also schon loslegen.
Manche Menschen hullern sogar am liebsten **auf nackter Haut**. So hat man ein sehr direktes Gefühl für den Reifen. Allerdings zeigen sich besonders dann am Anfang gern blaue Flecken. Aber die gehen ja schnell wieder weg!
Probiere einfach aus, was für dich am besten funktioniert.
Für richtige Workouts allerdings, bei denen du länger hullerst und dich richtig anstrengst, ist **enge Sportkleidung** von Vorteil. Sie ist meist angenehmer, wenn du ins Schwitzen kommst. Auch hier gibt es schöne bauchfreie Modelle, die dir ein besseres Reifengefühl geben können.

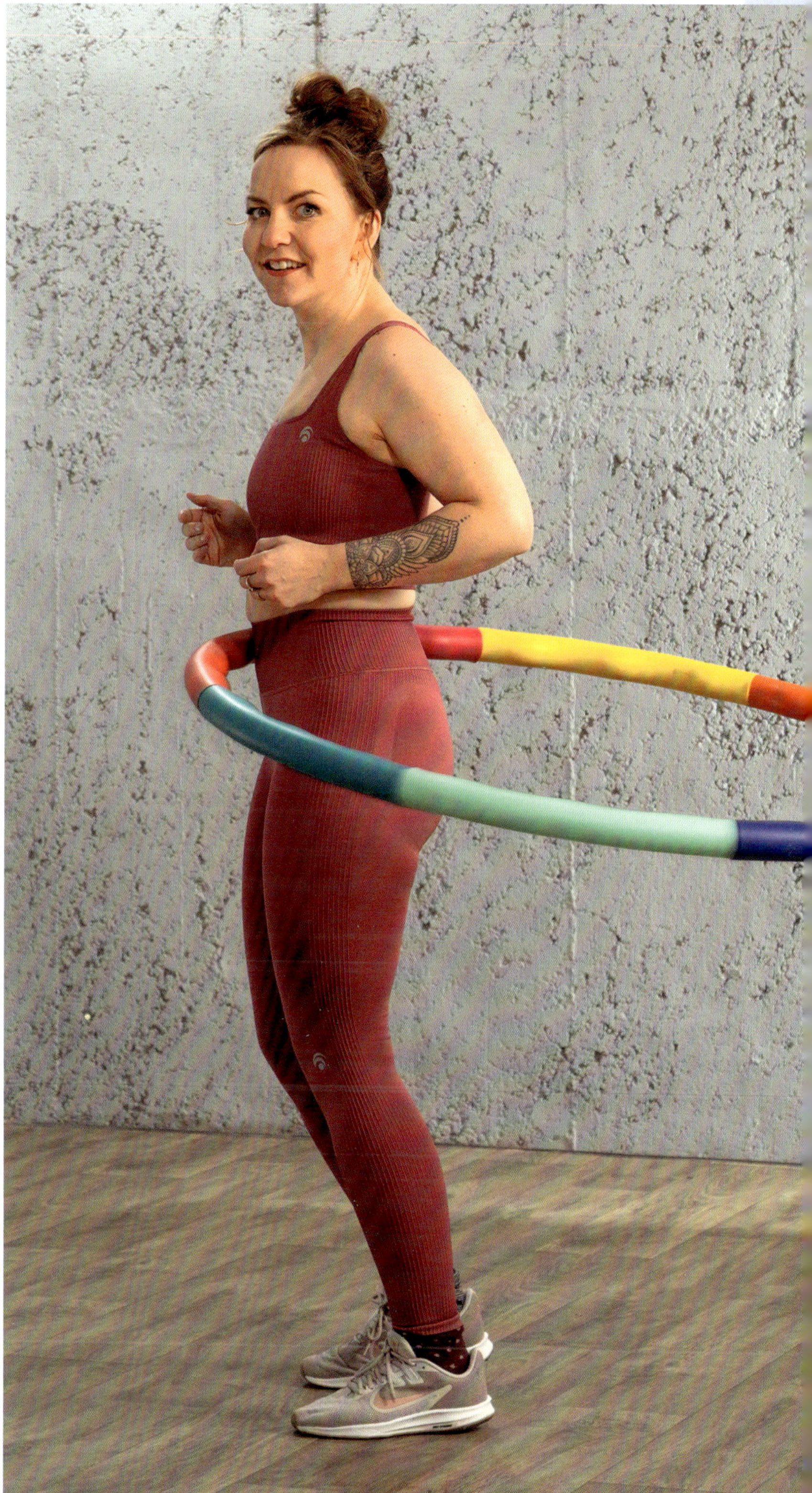

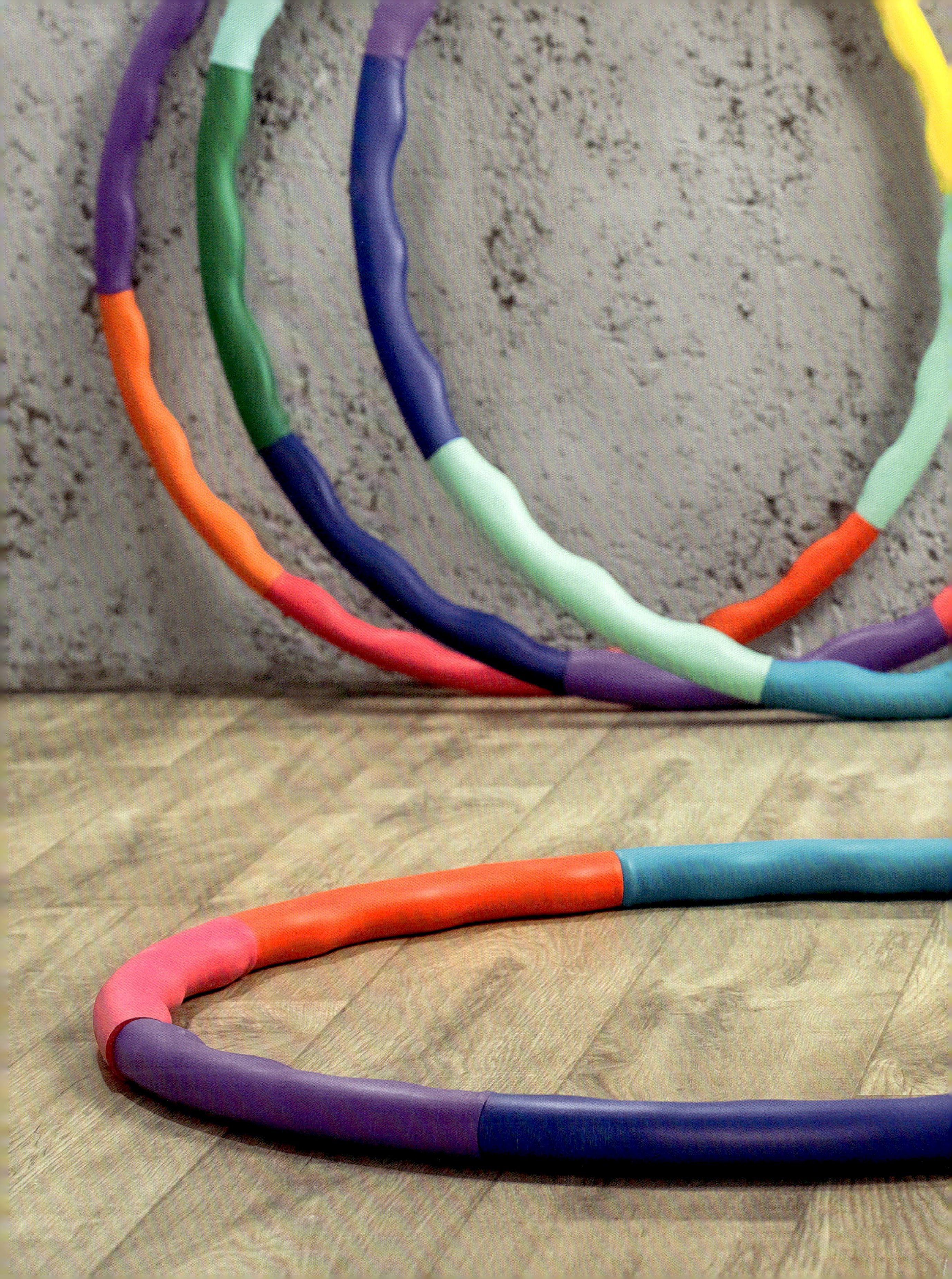

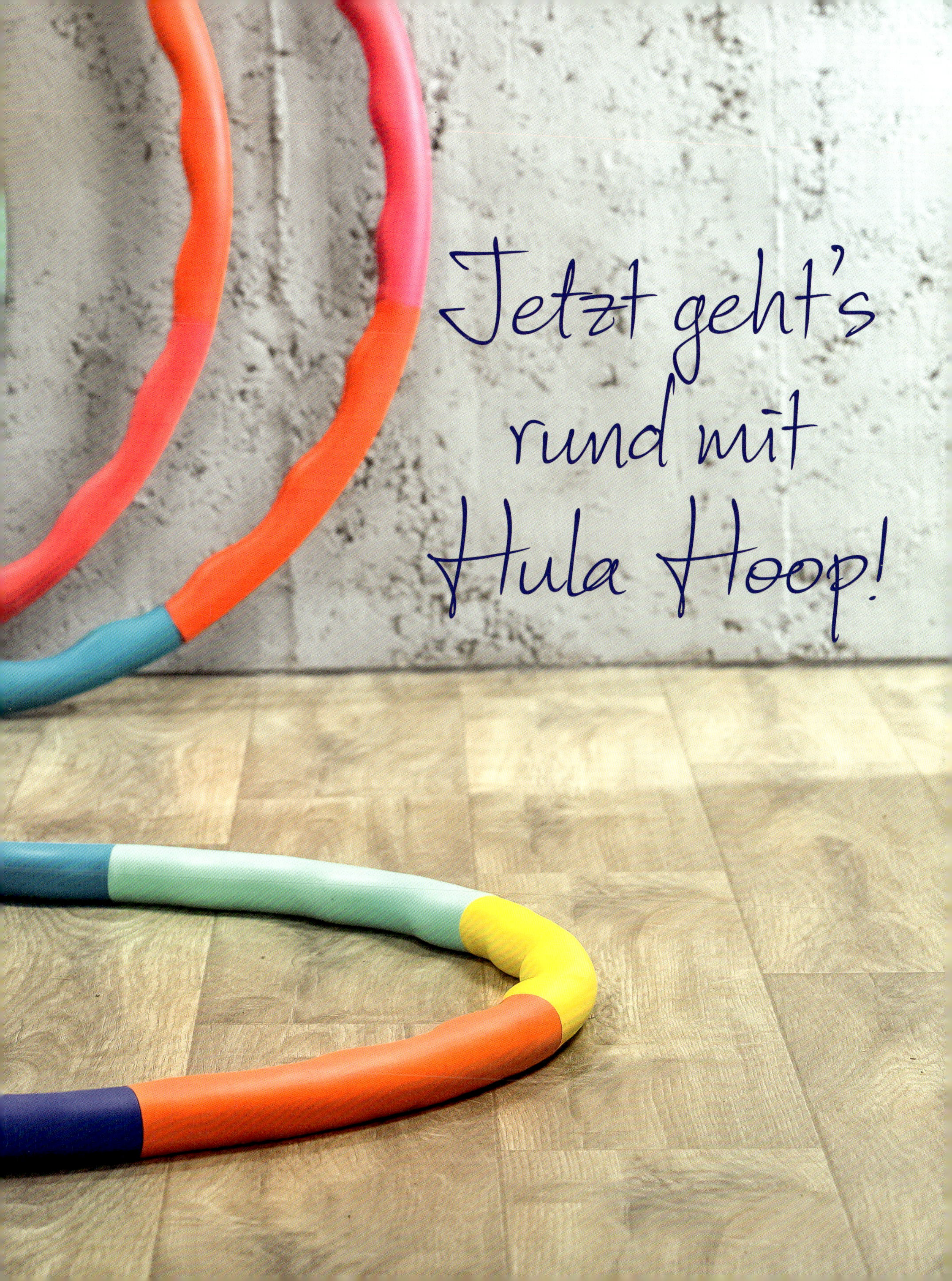
Jetzt geht's rund mit Hula Hoop!

Mit diesem Buch trainieren

So, nun weiß du schon so einiges über Hula Hoop. Du hast einen Reifen – und mehr brauchst du eigentlich nicht.
Auf den folgenden Seiten gibt es einige wertvolle und praktische Tipps zum Hullern, die dir helfen sollen, mögliche Anfangsschwierigkeiten zu überwinden. Denn wenn der Reifen erstmal kreist, wirst du merken, wie viel Spaß und Freude das macht!

Die anschließenden Übungen sind unterteilt in
- Grundlagenübungen, also das Hullern selbst
- Aufwärmübungen
- erste Hula Hoop-Übungen
- Übungen für die Arme
- Übungen für Beine & Po
- Übungen für den Rücken
- Übungen für Bauch & Beckenboden

Da wo ein Wille ist, ist kein Sofa.
Also hoch mit dir!

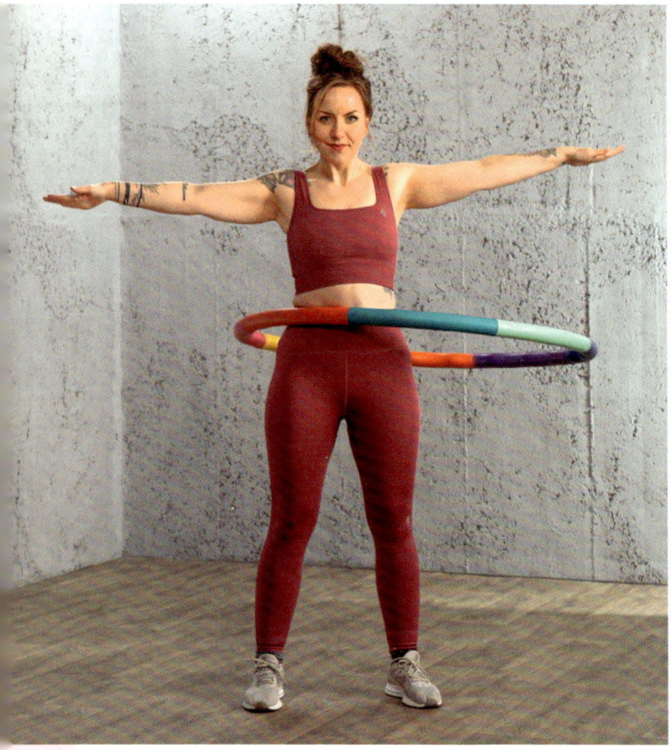

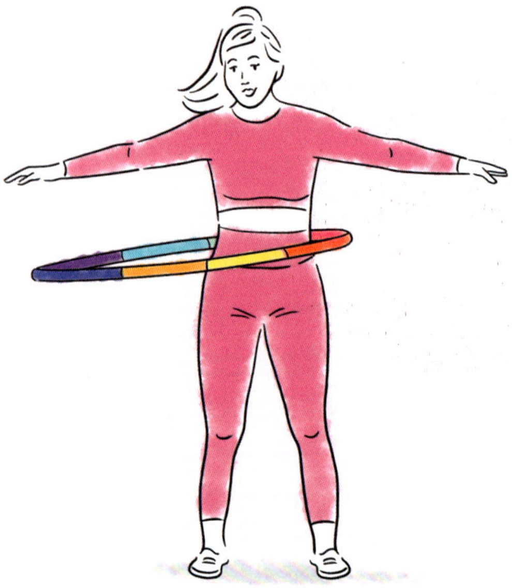

Hula Hoop ist im wahrsten Sinne des Wortes eine runde Sache. Das heißt, dass du beim Hullern sowohl deinen Geist als auch meistens deinen ganzen Körper beanspruchst. Bei einer Übung für die Arme trainierst du natürlich auch den Beckenboden oder den Rücken usw. Die **Einteilung** in diesem Buch soll nur zeigen, welche Körperteile am meisten beansprucht werden.
Danach findest du auch noch zwei **Workouts**, in denen verschiedene Übungen zusammengestellt sind, sodass du ein ausgewogenes Training hast.
Bei den einzelnen Übungen findest du jeweils einen Kasten mit wichtigen Angaben zur Übung. Z. B. steht dort, wie lange oder wie oft du die Übung machen kannst und welche **Muskulatur** du dabei besonders trainierst. Aber auch hier beanspruchst du natürlich auch jede Menge andere Muskeln. Und die Kreise in den Kästen markieren den Schwierigkeitsgrad der jeweiligen Übung.
Die **Kontraindikationen** benennen mögliche gesundheitliche Beeinträchtigungen, mit denen du die jeweilige Übung nicht machen solltest. Diese Angaben können aber natürlich keinen Anspruch auf Vollständigkeit erheben. Also sei achtsam, wenn du trainierst, und mache nur das, was dir guttut. Und frage im Zweifel deine Ärztin oder deinen Arzt!

Lass uns loslegen!

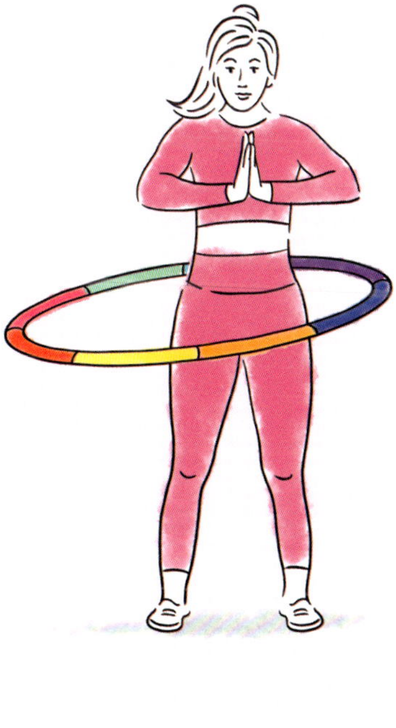

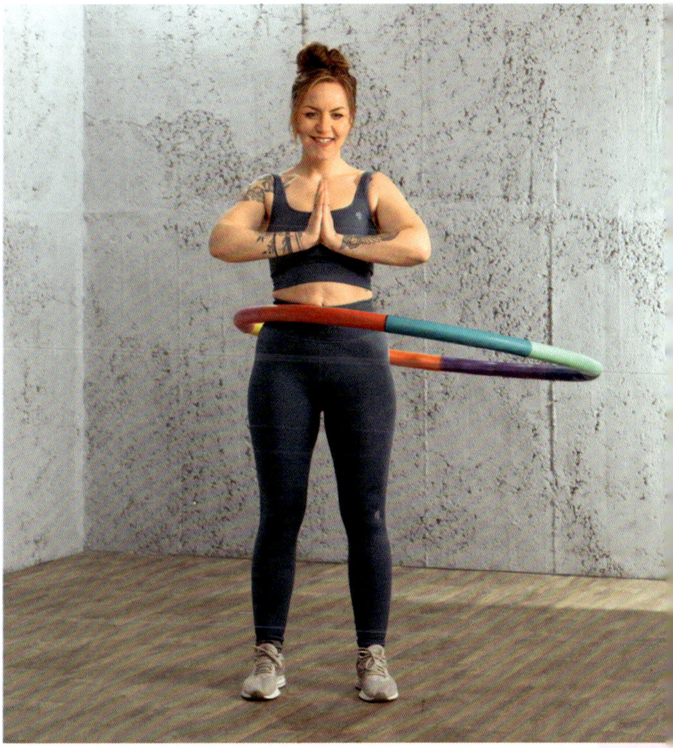

Tipps für den Anfang

Vermutlich geht es dir so wie den meisten, die mit Hula Hoop beginnen: Du stellst dich brav in die Grundstellung und gibst dem Reifen einen Schubs. Dann kreist er zwei, drei Runden um deine Taille. Du gibst dir alle Mühe, dein Becken schnell vor und zurück oder hin und her zu bewegen. Und? Der Reifen wird langsamer und fällt runter.

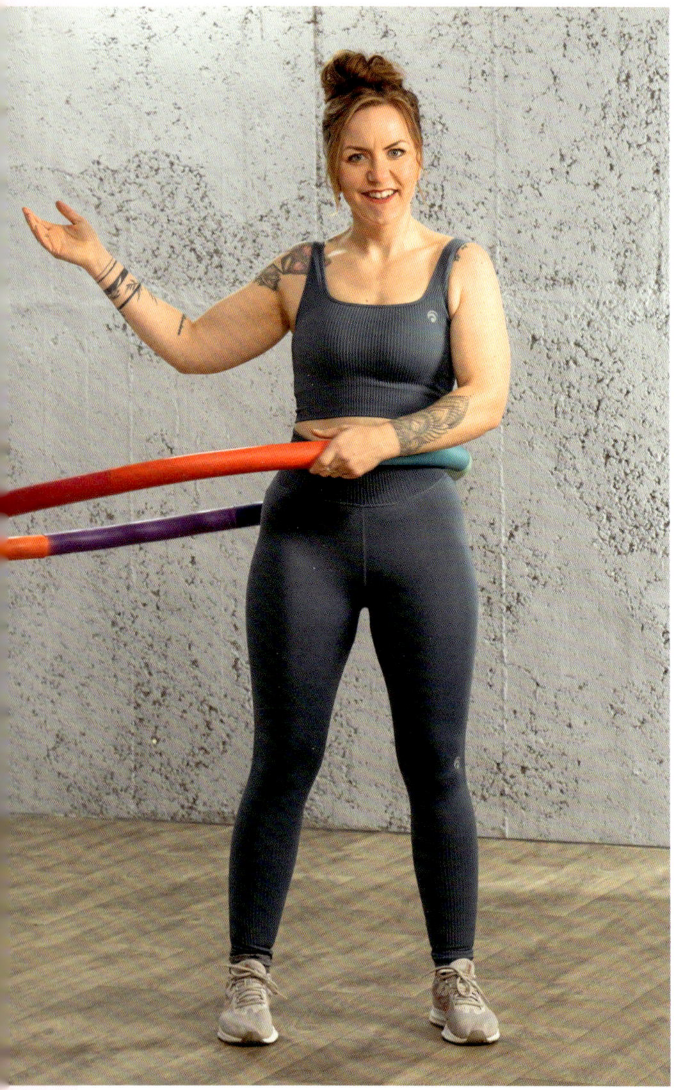

Keine Sorge, wenn du nicht zu denjenigen gehörst, denen das Hullern schon in der Kindheit einfach so von der Hand bzw. der Taille gegangen ist, ist das ganz normal. Beachte diese Tipps, und es wird dir leichter fallen!

Setze dich nicht unter Druck!

Wie gesagt, es ist ganz normal, dass es nicht gleich von Anfang an klappt. Lasse dich davon nicht entmutigen! Am besten, du stellst dir den Reifen gut sichtbar ins Wohnzimmer oder in den Flur, dorthin, wo du ihn immer mal siehst und so daran erinnert wirst, es noch einmal zu probieren. Und immer, wenn gerade niemand da ist, wenn du eine kleine Ablenkung brauchst oder einfach nur kurz fernsehen möchtest, nimmst du den Reifen und versuchst, ihn schwingen zu lassen. Ehe du dich versiehst; wird es dir gelingen, ihn ein, zwei Minuten lang oben zu halten.

Steigere dich langsam!

Wenn du es geschafft hast, den Reifen oben zu halten, verlange auch dann nicht zu viel von dir. Hullern ist anstrengend. Deshalb steigere deine Hula Hoop-Zeit langsam und schrittweise, vielleicht jeden Tag ein bis zwei Minuten länger. Wenn du drei- bis viermal in der Woche für mindestens 20 Minuten hullerst, bist du super!
Und noch ein Wort zu den weiteren Übungen in diesem Buch: Den Reifen schwingen zu lassen und gleichzeitig andere Bewegungen auszuführen, erfordert ganz schön viel Koordination. Auch hier ist es also kein Wunder, wenn es nicht gleich klappt! Nur Mut!

Keine Angst vor blauen Flecken!

Bei Hula Hoop sind die blauen Flecken ziemlich berüchtigt. So schlimm ist das aber gar nicht. Mit der Zeit gewöhnt sich deine Haut daran, und dein Gewebe wird fester, sodass es nicht mehr zu diesen kleinen Blutergüssen kommt.
Aber wenn doch, solltest du deinen Reifen überprüfen: Ist vielleicht die Polsterung für dich nicht dick genug? Und was ist mit der Kleidung, die du beim Hullern trägst? Gibt es hier vielleicht Nähte, Nieten, Knubbel, auf die der Reifen Druck ausübt?

Lass die Schultern locker!

Ein häufiges Problem, wenn man mit dem Hullern beginnt, sind neben den blauen Flecken verspannte Schultern. Das kommt dadurch, dass man oft automatisch die Schultern hochzieht, damit der Reifen nicht an die Arme stößt.
Wenn du dich also in die Hula Hoop-Grundstellung begibst, rolle noch einmal die Schultern nach hinten und unten und lasse sie dann los. Halte beim Hullern dann deine Arme in einer der drei Positionen, die auf der vorhergehenden Doppelseite gezeigt sind.

Auch anders herum hullern!

Wie bei vielen anderen Dingen hat auch beim Hula Hoop jeder seine Schokoladenseite.
Die meisten Rechtshänder hullern links herum und die meisten Linkshänder rechts herum. Du solltest es aber unbedingt auch in die andere Richtung versuchen! Das wird dir am Anfang sicher nicht leicht fallen und sich komisch anfühlen. Aber so erreichst du einen ausgeglichenen Bewegungsablauf.
Vermutlich kennst du schon sehr viele Tipps rund um das wunderbare Thema Hullern. Dennoch möchte ich dir gern noch ein paar extra Tipps mit an die Hand geben, damit dein Training möglichst effektiv ist und dir auch besonders viel Spaß macht.

Genug Platz!

Schaffe um dich herum genug Platz zum Hullern. Das ist wichtig – ich spreche hier aus Erfahrung. Nicht nur mein Reifen hat mit der Zeit einige Macken abbekommen, sondern auch schon die eine oder andere Wand in unserem Zuhause. Besonders ärgerlich ist es übrigens, wenn man eine volle Kaffeetasse vom Wohnzimmertisch hullert. Aber das ist ein anderes Thema.

Niemals den Spaß vergessen!

Alles, was du tust, sollte dir Freude machen. Dies gilt besonders für sportliche Aktivitäten. Natürlich wird es immer Übungen geben, die dir mehr oder weniger Spaß machen, aber zusammengefasst solltest du deine Trainingseinheit mit Freude angehen können.
Höre dabei gern Musik, denn das macht immer gleich bessere Laune!

Heute ist nur einmal und dann nie wieder – fang an!

Nicht aufgeben!

Das ist am allerwichtigsten: Nicht aufgeben! Lasse dich nicht entmutigen, wenn es nicht sofort klappt. Das ist ganz normal und geht allen so – wenn vielleicht nicht beim Hullern, dann sicher bei etwas anderem. Nimm dir zu Beginn nicht zu viel vor, dann ist auch dein Erfolgsdruck nicht so groß. Beim Hullern kannst du dich dann nämlich immer noch in irgendeiner Form steigern. Sei es die Dauer, die der Reifen um dich kreist, bevor er herunterfällt, sei es das Kreisen in die andere Richtung oder das Hullern auf der Hüfte, das Bewegen der Beine und Arme und so weiter.

FREUE DICH AUCH ÜBER KLEINE ERFOLGE!

Irgendwann gelingt es dir, ein komplettes Workout durchzuziehen oder auch dabei zu tanzen. Und bis es soweit ist, **feiere ruhig auch deine kleinen Erfolge**. Freue dich über jede Minute, die du mehr schaffst, und über jede Bewegung, die du zusätzlich bewältigst.

Alles ist ein Grund zur Freude. Sei stolz auf dich und auf das, was du tust. Traue dich, Neues zu probieren und halte dich nicht an Dingen fest, die nicht sofort funktionieren.

Ich wünsche dir bei jeder Runde, die der Reifen dreht, **Spaß**, bei jeder Bewegung, die du zusätzlich machst, **Zuversicht**, und bei jeder Huller-Einheit ganz viel **Leidenschaft**, die dich zum Weitermachen motiviert.

Du schaffst das. Ich glaube an dich!

Wenn du dir nicht ganz sicher bist, ob die Fitness-Übungen und Empfehlungen in diesem Buch für dich gut sind, **sprich mit deiner Ärztin oder deinem Arzt**, bevor du mit dem Training beginnst. Sprich dabei auch eventuelle gesundheitliche Probleme an und halte Rücksprache, welche Übungen du möglicherweise nicht ausführen solltest.

Hinfallen ist keine Schande, Liegenbleiben schon.

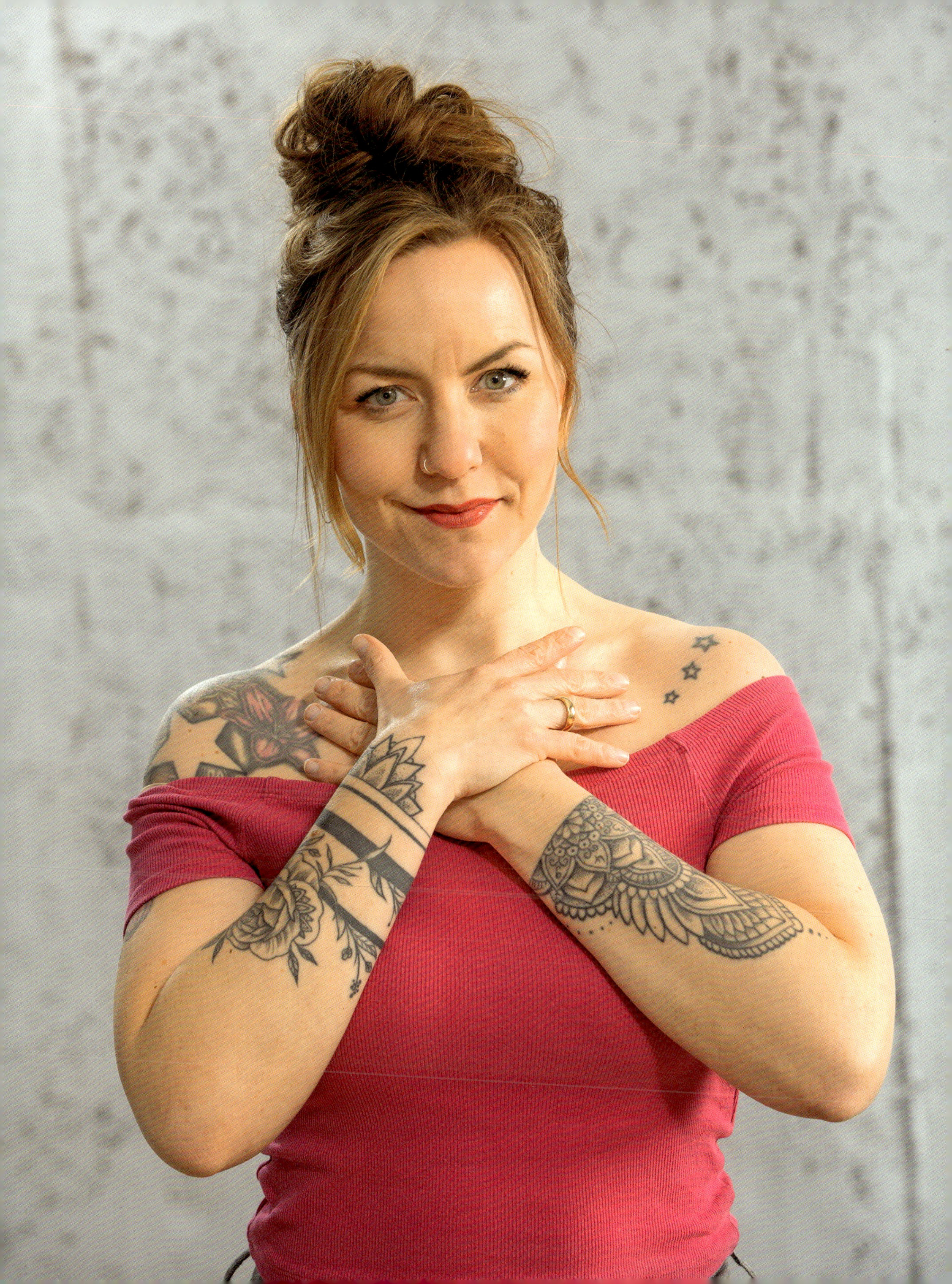

Grundlagenübungen

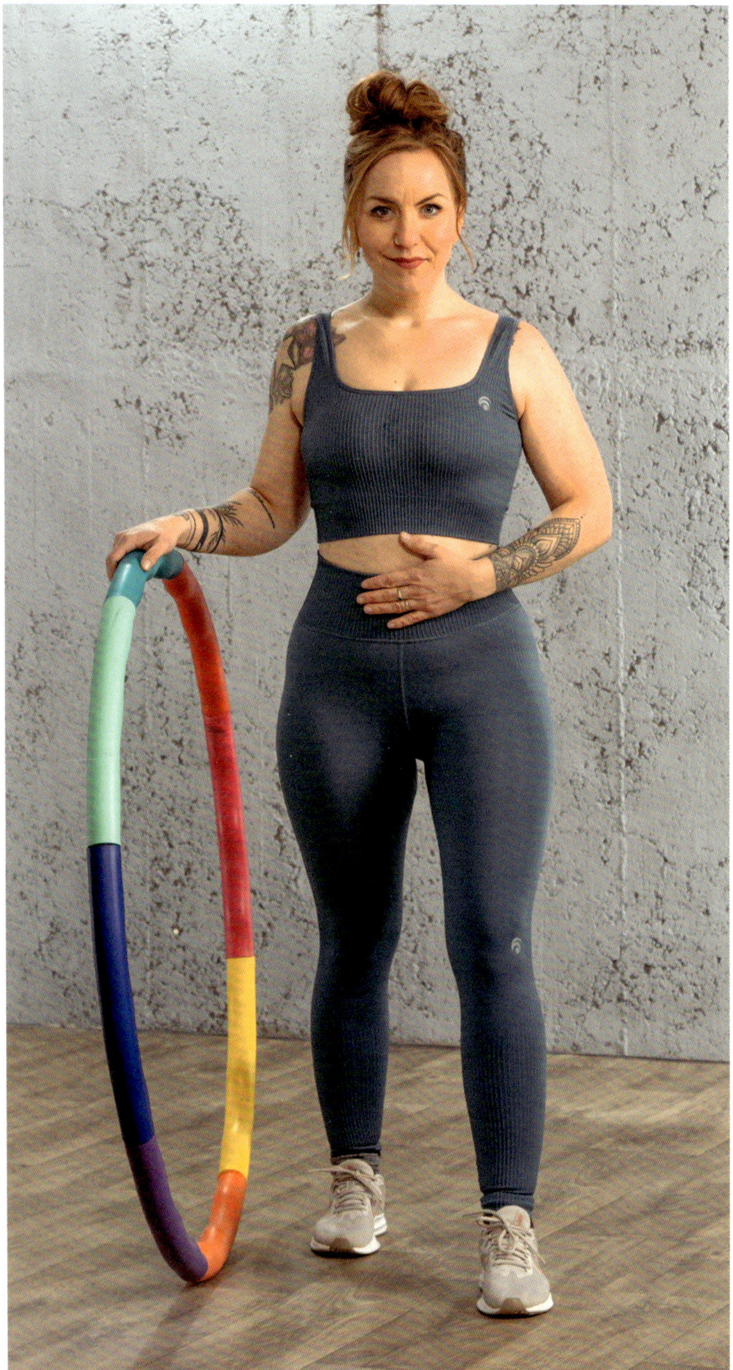

Wie oft bist du dir über deine **Körperhaltung** bewusst? Das Hullern hilft dir, ein besseres Bewusstsein dafür und mehr Körpergefühl zu erlangen. Somit wirst du, auch wenn du gerade nicht hullerst, automatisch zu einer aufrechteren Körperhaltung finden. Allein diese Aufrichtung, das Geradehalten und die Körperspannung können Rückenschmerzen lindern.

Sei nicht so streng mit dir!

Möglicherweise klappt es nicht gleich am Anfang. Das ist ganz normal. Wann hast du schließlich das letzte Mal gehullert? Wenn überhaupt?

Es ist toll, wenn es dir gelingt, den Reifen ein paar Runden oben zu halten. Mit jedem Mal wirst du es länger schaffen!

BASIC POSITION – DIE GRUNDSTELLUNG

Zuerst einmal brauchst du einen **stabilen Stand**. Hierfür gibt es zwei Möglichkeiten:

1. Stelle die Beine parallel und hüftbreit. Lasse dabei die Fußzehen leicht nach außen zeigen.
2. Stelle die Beine in Schrittstellung, also eins vor das andere. Auch hier sollte der Abstand etwa hüftbreit sein.

Stelle dich nun in den Reifen. Bleibe in den Knien locker und spanne Bauch und Beckenboden fest an. Lege den Reifen parallel zum Boden auf Taillenhöhe fest in deinen Rücken. Halte die Spannung im Bauch und im Beckenboden und achte darauf, deine Schultern locker zu lassen. Halte deinen Kopf mit dem Blick nach vorn in Verlängerung deiner Wirbelsäule. Gib dem Reifen nun mit etwas Schwung einen kräftigen Schubs, sodass er um deine Taille kreist. Jetzt brauchst du dein Becken nur noch **vor und zurück** oder nach **links und rechts** zu bewegen. Nicht mit dem Becken kreisen! Damit deine Arme nicht an den Reifen stoßen, kannst du sie angewinkelt halten.

Am Anfang kann es hilfreich sein, deine Hand so lange am Reifen zu lassen, bis sie auf der anderen Körperseite ist. Hullerst du also linksherum, löse deine rechte Hand erst, wenn der Reifen auf deiner linken Körperseite ist.

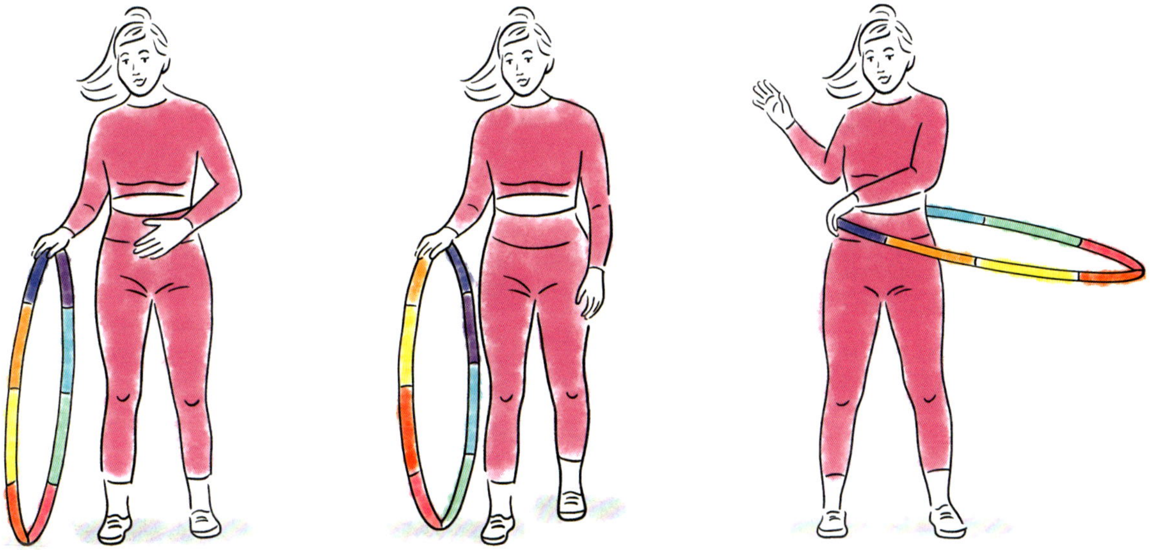

Dauer:	2–3 Minuten
Das ist gut, weil:	Beansprucht die gerade Bauchmuskulatur und die Muskulatur des Beckenbodens. Mehr Körpergefühl und eine Lockerung im Bereich der Lendenwirbelsäule
Das kann helfen gegen:	Rückenschmerzen und Verspannungen im unteren Rücken
Kontraindikationen:	Schwangerschaft, bei ungeklärten Verletzungen der Wirbelsäule, Blutverdünner, frische Narben

HIP SWING – DER HÜFTSCHWUNG

Stelle dich in die Grundposition: Die Beine stehen hüftbreit, die Schultern sind locker und Bauch und Beckenboden angespannt. Halte den Reifen mit beiden Händen parallel zum Boden und setze ihn fest in deinen Rücken.
Gib dem Reifen nun einen kräftigen Schubs, sodass er ein paar Runden um deinen Körper dreht. Halte den Bauch gespannt. Bewege nun sofort dein Becken **vor und zurück oder von einer Seite zur anderen**. Nicht kreisen!
Zunächst ist es egal, in welche Richtung du den Reifen kreisen lässt. Linkshänder hullern meist spontan nach rechts, Rechtshänder nach links. Mache es so, wie es sich für dich am besten anfühlt. Du kannst z. B. auch versuchen, langsamer oder schneller zu hullern.

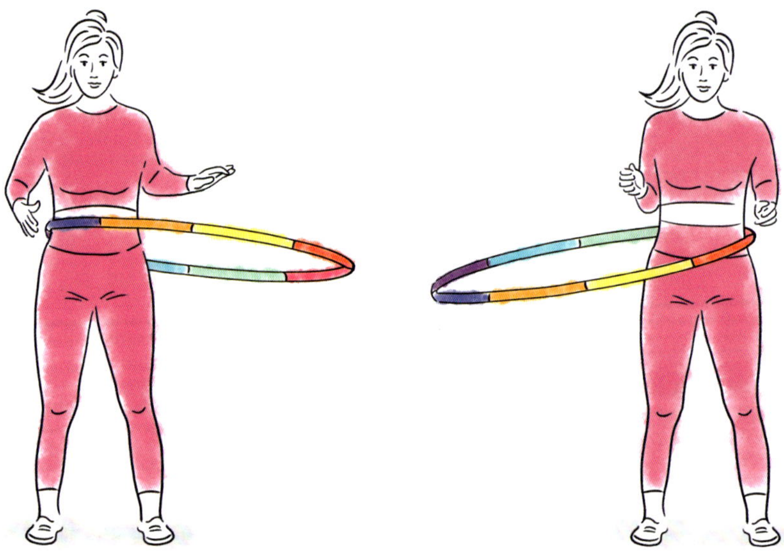

Dauer:	2–3 Minuten
Das ist gut, weil:	Beansprucht den geraden und den queren Bauchmuskel, die Muskulatur des unteren Rückens (tiefliegende und oberflächliche Muskeln). Fördert eine aufrechte Haltung und die Beweglichkeit der Lendenwirbelsäule
Das kann helfen gegen:	Verspannungen, Steifheit in der Hüfte
Kontraindikationen:	Schwangerschaft, ungeklärte Verletzungen der Wirbelsäule, Blutverdünner, frische Narben

Spätestens jetzt stellt sich die Frage: **Wohin mit den Armen?** Du kannst sie ja nicht einfach nach unten hängen lassen, sonst kommen sie dem kreisenden Reifen in die Quere.
Die gängigste Armhaltung ist, die Arme seitlich am Körper angewinkelt zu halten. Die Hände zeigen dabei nach vorn und sind locker.
Du kannst die Arme aber auch **über den Kopf nach oben strecken**. Wenn du magst, führst du die Hände zusammen. Bei dieser Haltung ist der Bauch automatisch angespannt.
Eine dritte Variante ist das **Verschränken vor der Brust**. Halte die überkreuzten Arme recht hoch, damit der Reifen beim Kreisen nicht dagegen stößt.
Finde für den Anfang die Armhaltung, die für dich am besten funktioniert.

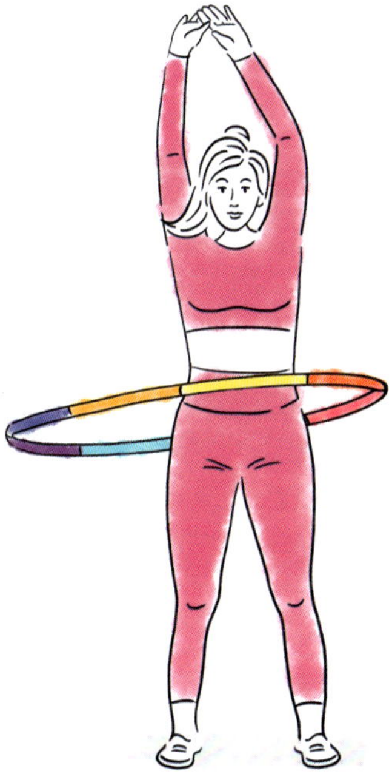

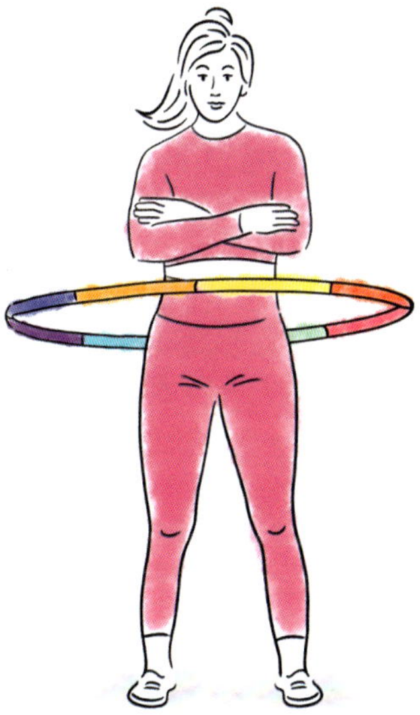

Das Hullern bringt die beste Version von dir zum Vorschein.

Aufwärmübungen

Bevor du mit den im nächsten Kapitel folgenden Huller-Übungen beginnst, solltest du dich erst einmal aufwärmen. Damit lockerst und mobilisierst du die Muskulatur, besonders in der Körpermitte. Und wenn du schon warm bist, kommt es nicht zu Verspannungen!

SIDE STRETCH

Bei dieser Übung geht es um das Dehnen der Flanke und des großen Rückenmuskels sowie die Mobilisierung der Wirbelsäule.

Stelle dich in die Ausgangsposition mit hüftbreit aufgestellten Beinen. Spanne Bauch und Beckenboden an und atme bewusst tief ein und aus.

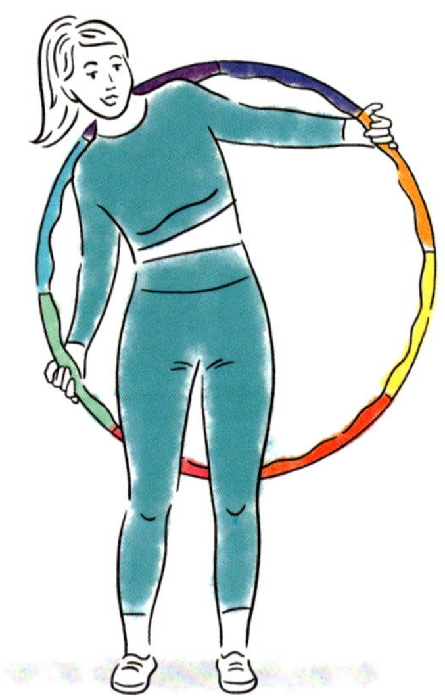

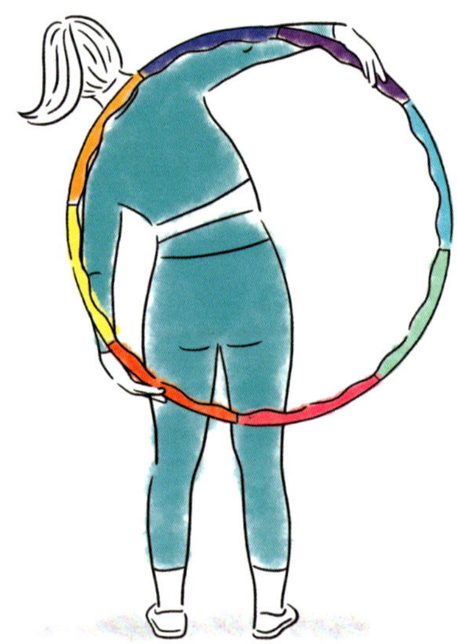

Wiederholungen:	10–12 × pro Seite
Das ist gut, weil:	Beansprucht den (Ober-)Schenkelbindenspanner, den Rückenmuskel und den quadratischen Lendenmuskel. Unterstützt die Beweglichkeit der Brust- und Lendenwirbelsäule
Das kann helfen gegen:	Verspannungen im Rücken und Steifheit
Kontraindikationen:	Schwangerschaft, bei ungeklärten Verletzungen der Wirbelsäule, Blutverdünner, frische Narben

Bringe nun den Reifen hinter deinen Rücken und lege ihn dir auf die Schultern. Die Hände ruhen zu beiden Seiten auf dem Reifen.
Beginne nun, dich abwechselnd nach rechts und nach links zu neigen. Dabei bleibt der Kopf in Verlängerung deiner Wirbelsäule, der Nacken bleibt also gerade.
Achte darauf, die Spannung in Bauch und Beckenboden beizubehalten. Neige dich nur soweit zu den Seiten, wie es sich für dich gut anfühlt und du die Spannung aufrechterhalten kannst.
Stelle dich anschließend in den Reifen und hebe ihn waagerecht auf Hüfthöhe an. Drehe nun mit deinen Schultern und Armen abwechselnd nach vorn und wieder zurück. Du kannst langsam anfangen und dann deine Geschwindigkeit steigern, bis du richtig Schwung bekommst.
Gegen Ende der Übung lässt du die Arme langsam ausschwingen.

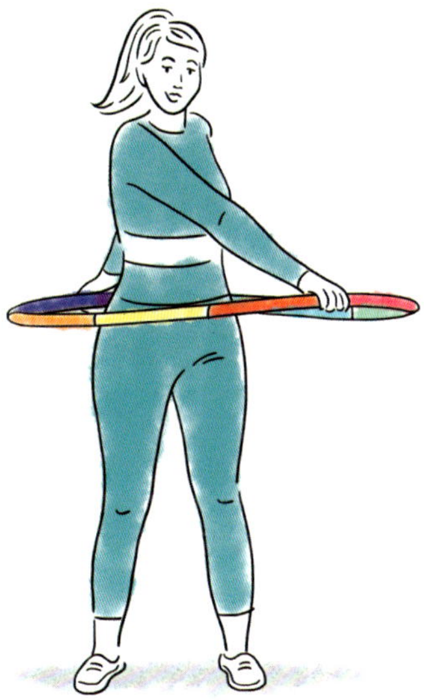

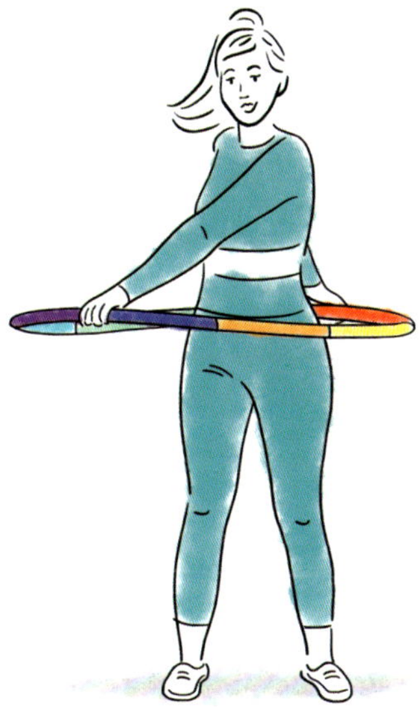

Bewegung für den Körper bringt auch den Geist in Schwung!

LATERAL HIP THRUST

Hierbei wird die Wirbelsäule durch das seitliche Verschieben der Hüfte weiter gelockert.
Stelle dich wieder in die Grundposition zum Hullern: Die Füße stehen hüftbreit, dein Bauch und dein Beckenboden sind angespannt.
Halte den Reifen rechts und links fest und hebe ihn waagerecht auf Hüfthöhe an. Der Reifen ist sozusagen deine Schablone, in der du dein Becken bewegst. Halte den Reifen ruhig.
Verschiebe jetzt deine Hüfte von der Mitte nach links, bis du den Reifen berührst. Komme wieder in die Mitte zurück und verschiebe deine Hüfte nach rechts. Versuche, dabei deine Schultern soweit wie möglich mittig im Reifen zu halten.

Variation:
Versuche, den Reifen in derselben Position zu halten und mit der Hüfte entlang zu kreisen.

Wenn du dich öfter steif und unbeweglich in der Hüftregion fühlst, ist das eine gute Übung, um **mehr Schwung und Beweglichkeit** zu erlangen.

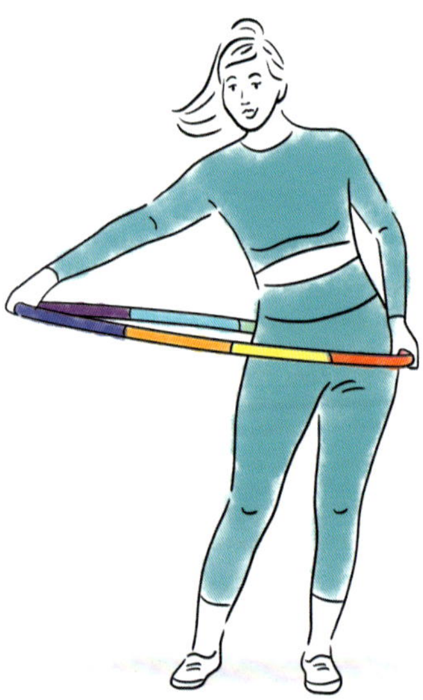

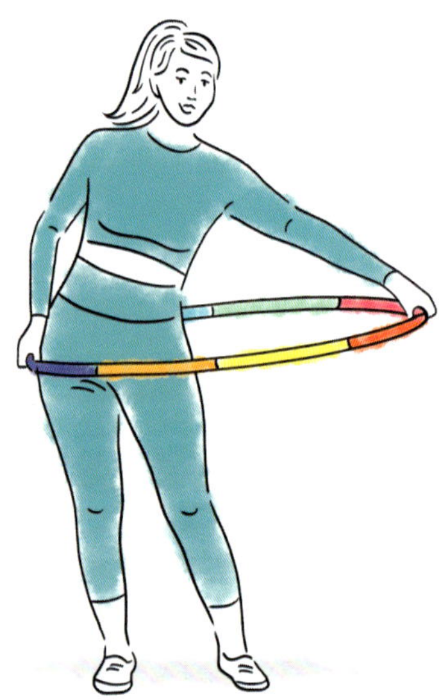

Wiederholungen:	5–7 × pro Seite
Das ist gut, weil:	Verbessert die Beweglichkeit der Wirbelsäule, lockert den Bereich der Lendenwirbel
Das kann helfen gegen:	Steifheit und Unbeweglichkeit in der Hüfte
Kontraindikationen:	Hüftleiden

FRONT AND BACK HIP THRUST

Wenn du nach ein paar Wiederholungen wieder in der Mitte angelangt bist, kommt die Hüftverschiebung nach vorn und hinten.
Schiebe deine Hüfte soweit wie möglich nach vorn. Idealerweise berührst du dabei mit dem Oberschenkelansatz den Reifen. Achte hier darauf, nicht zu weit in die Rückbeuge zu kommen. Nur so weit, wie es dir angenehm ist!

Komme wieder in die Mitte zurück und verschiebe dann deine Hüfte und deinen Po nach hinten, bis du den Reifen berührst. Halte dabei den Reifen ruhig.

Variation:
Versuche, den Oberkörper statisch zu lassen und nur dein Becken vor und zurück zu bewegen.

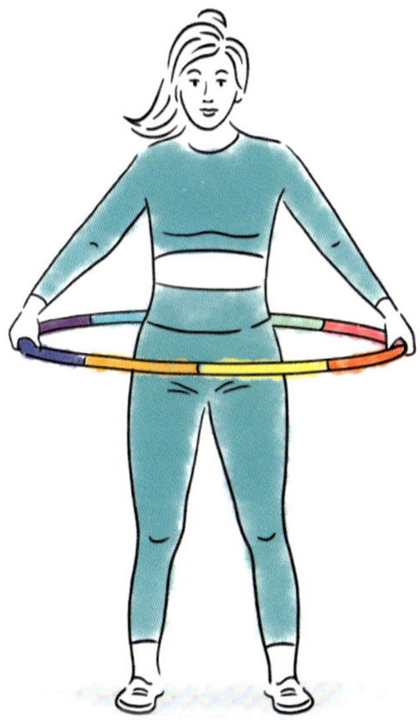

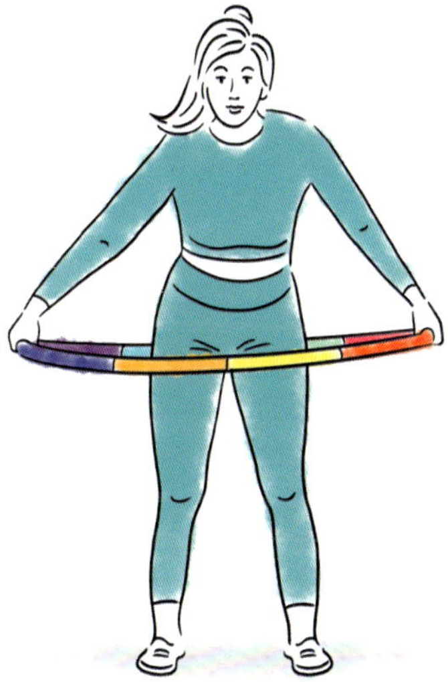

Wiederholungen:	5–7 × pro Seite
Das ist gut, weil:	Beansprucht die Gesäßmuskulatur, den geraden Oberschenkelmuskel und den seitlichen Schenkelmuskel
Das kann helfen gegen:	Steifheit im Lendenwirbelbereich
Kontraindikationen:	Hüftleiden

AIR SQUAT

Hier werden die Oberschenkelmuskeln stark beansprucht und dadurch erwärmt. Dazu sind Squats sehr gut geeignet.
Stelle die Beine etwa schulterbreit auseinander, die Zehenspitzen zeigen leicht nach außen. Halte den Rücken gerade und den Kopf in Verlängerung der Wirbelsäule. Spanne Bauch und Beckenboden an.
Gehe nun in die Knie, sodass dein Po möglichst tief kommt, am besten so tief, dass deine Oberschenkel etwa waagerecht zum Boden sind. Achte dabei darauf, dass deine Knie nach außen drücken und nicht nach innen fallen.
Bleibe zwei bis drei Atemzüge in dieser Haltung und komme dann langsam wieder nach oben.

Variation:
Gehe ganz langsam in die Knie. Zähle z. B. beim Runtergehen bis 4 und kommen dann explosiv wieder nach oben. Oder verweile in der tiefsten Position 2–4 Sekunden lang und komme dann kraftvoll wieder nach oben.

Bei jedem sieht eine **Kniebeuge** anders aus. Das hat mit den Proportionen des Körpers zu tun (z. B. die **Länge der Beine** oder des Rumpfes). Manchmal steht man daher bequemer, wenn man sich ein bisschen breiter oder enger aufstellt. Auch die Position des Rückens in der Kniebeuge kann aufgrund von Proportionen, Dysbalancen im Rücken und der Beine etc. variieren. Optimal ist es, wenn der Rücken ziemlich aufrecht bleibt.

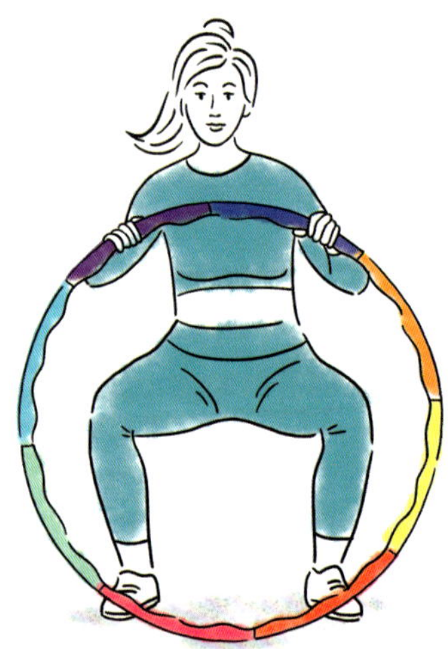

Wiederholungen:	10–12 ×
Das ist gut, weil:	Beansprucht den Vierköpfigen Beinstrecker (mit folgenden Muskeln: äußerer Schenkelmuskel, gerader Schenkelmuskel, mittlerer Schenkelmuskel, innerer Schenkelmuskel), den Bein- oder Schenkelbeuger, den großen Gesäßmuskel und den mittleren Gesäßmuskel. Formt Beine und Po
Das kann helfen gegen:	Schmerzen im Lendenwirbelbereich
Kontraindikationen:	Knie- oder Hüftleiden

BALANCING SUMO SQUAT

Keine Angst – du siehst bei dieser Übung nicht aus wie ein Sumo-Ringer! Hier geht es darum, mit dem Gewicht auf nur einem Bein nach oben zu kommen. Das ist gar nicht so einfach.
Stelle deine Beine diesmal etwas weiter als schulterbreit auseinander. Auch hier zeigen die Zehenspitzen leicht nach außen, Bauch und Beckenboden sind angespannt. Der Rücken ist gerade und der Kopf befindet sich in Verlängerung der Wirbelsäule.
Gehe jetzt wieder in die Knie. Je weiter du nach unten gehst, desto anstrengender wird die Übung. Komme dann langsam wieder nach oben. Dabei hebst du das linke Bein gerade zur Seite weg, sodass dein Gewicht auf dem rechten Bein lastet. Finde kurz deine Balance, indem du deine Bauchmuskulatur anspannst. Stelle das linke Bein ab. Wiederhole die Bewegung zur anderen Seite.

Variation:
Wenn du auf einem Bein stehst, versuche, den Hoop vom Boden zu heben und kurz das Gleichgewicht zu halten. Spanne dabei den Bauch an, dann klappt es mit dem Gleichgewicht.
Noch anspruchsvoller: Mache dabei mit dem Hoop kleine Auf- und Abwärtsbewegungen und bringe dich so selbst aus dem Gleichgewicht. Damit aktivierst du die tiefliegende Rumpfmuskulatur.

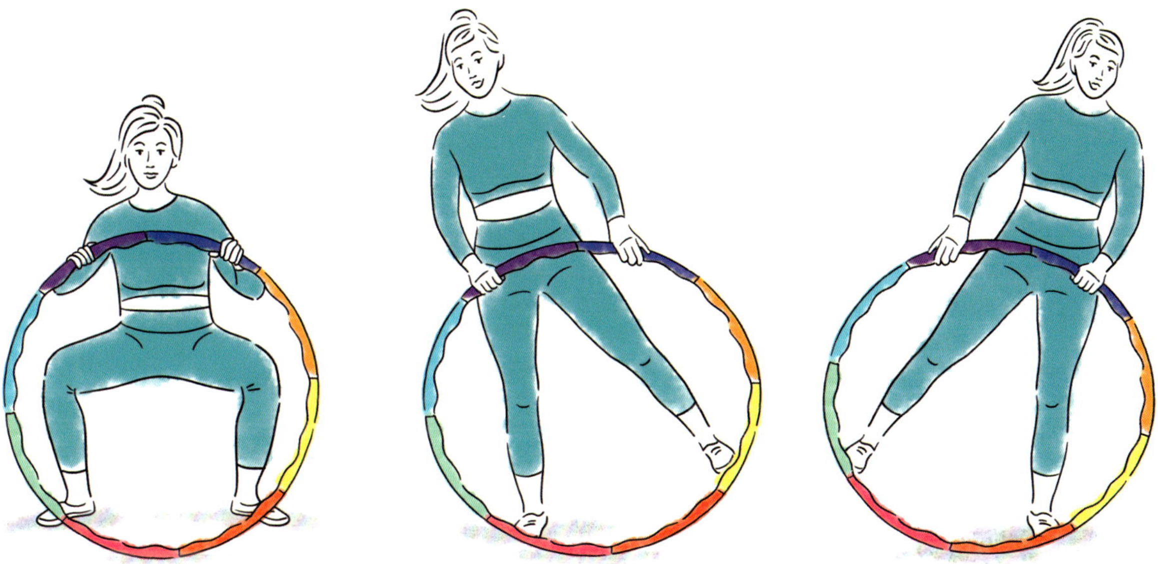

Wiederholungen:	10–12 × pro Seite
Das ist gut, weil:	Beansprucht den Vierköpfigen Beinstrecker (mit folgenden Muskeln: äußerer Schenkelmuskel, gerader Schenkelmuskel, mittlerer Schenkelmuskel, innerer Schenkelmuskel), den Bein- oder Schenkelbeuger, den großen Gesäßmuskel und den mittleren Gesäßmuskel. Formt Beine und Po, trainiert Gleichgewicht und Balance
Das kann helfen gegen:	Schmerzen im Lendenwirbelbereich
Kontraindikationen:	Knie- oder Hüftleiden

SINGLE LEG CIRCLING

Hier geht es um deine Balance. Damit du besser das Gleichgewicht halten kannst, ist es auch bei dieser Übung wichtig, Beckenboden und Bauch angespannt zu halten.
Lege den Reifen vor dir auf den Boden und stelle dich mit geschlossenen Beinen in die Mitte. Setze deine Hände auf die Hüfte. Verlagere nun dein Gewicht auf das linke Bein. Achte darauf, dass das Knie deines Standbeins locker bleibt. Halte dein Becken gerade.
Strecke das rechte Bein und die Fußspitze aus. Fahre mit der Fußspitze den Reifen entlang: von vorn über die Seite nach hinten und zurück.

Stelle das rechte Bein zurück, verlagere deinen Stand auf das rechte Bein und wiederhole die Übung nun mit dem linken Bein.

Variation:
Ändere das Tempo: Lasse dein Bein mal langsamer, mal schneller kreisen.

Wenn dir das **Gleichgewichthalten** schwerfällt, fehlt es dir evtl. an Bauchspannung. Diese Übung fordert die kleinen, tiefliegenden Muskeln und ist super für das Gleichgewicht.

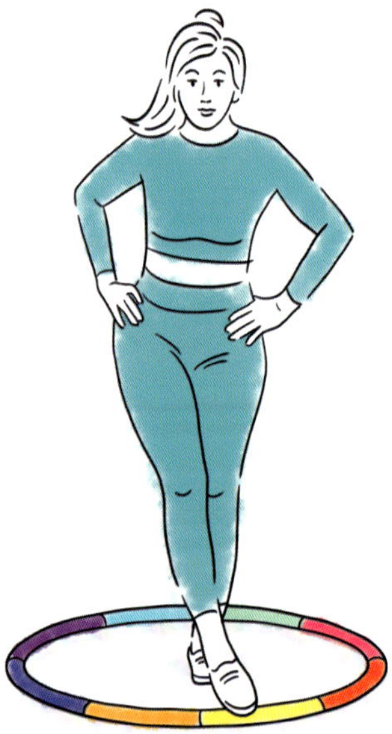

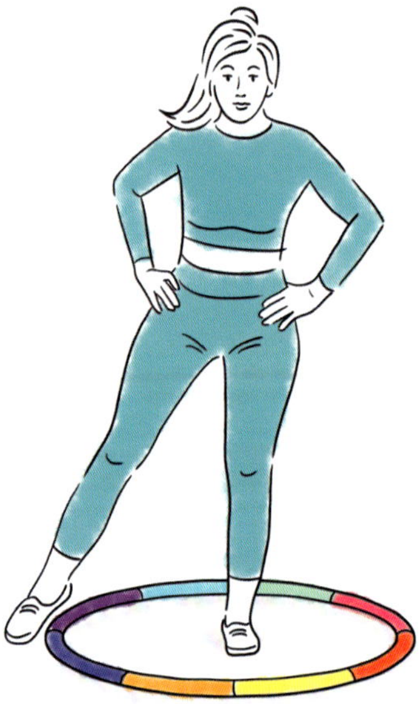

Wiederholungen:	15 × pro Bein
Das ist gut, weil:	Beansprucht den geraden und den queren Bauchmuskel und die intrinsische (tiefe) Muskulatur des Rückens. Trainiert Balance, Körpergefühl, Fuß-Auge-Koordination, fördert die Stabilisierung des Beckens
Das kann helfen gegen:	Mangelnde Koordination
Kontraindikationen:	Hüftleiden

SINGLE LEG SWING

Auch mit dieser Übung trainierst du deine Balance. Lege den Reifen wieder vor dir auf den Boden und stelle dich mit geschlossenen Beinen hinein. Die Hände liegen auf der Hüfte auf. Spanne Bauch und Beckenboden an und verlagere dein Gewicht auf das linke Bein. Das ist dein Standbein. Versuche, die Hüfte waagerecht zu halten. Hebe nun dein rechtes Bein gestreckt nach vorn an. Führe es langsam zurück in die Mitte und hebe es nach hinten an.
Probiere aus, wie hoch du dein Bein heben kannst, ohne die Balance zu verlieren. Vielleicht beginnst du recht niedrig und hebst es dann immer höher.
Stelle nach einigen Wiederholungen dein Bein zurück in die Mitte und verlagere dein Gewicht auf das andere Bein. Wiederhole die Übung mit dem linken Bein.

Tipp: Strecke die Arme zu den Seiten aus. Dadurch wird die Übung etwas anstrengender, aber du kannst die Balance besser halten.
Du kannst dein Bein auch einfach mal nach vorn und hinten schwingen lassen.

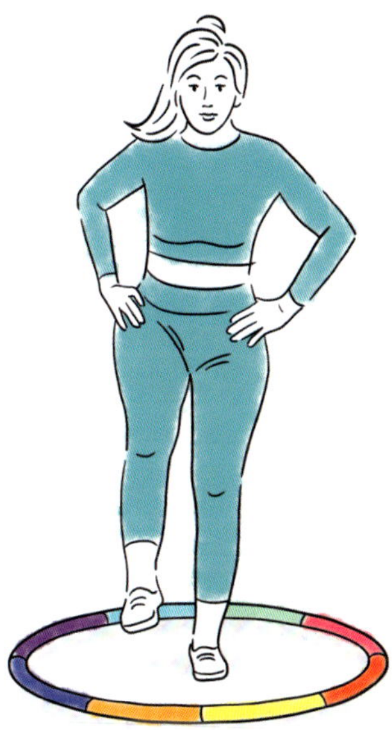

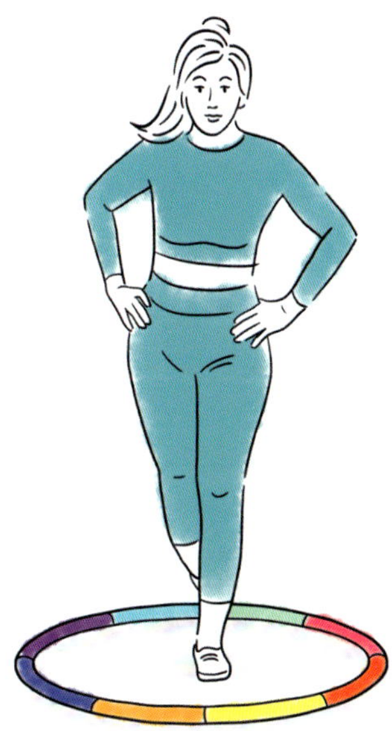

Wiederholungen:	15 × pro Bein
Das ist gut, weil:	Beansprucht den geraden und den queren Bauchmuskel und die intrinsische (tiefe) Muskulatur des Rückens. Trainiert Balance und Koordination, fördert die Stabilisierung des Beckens
Das kann helfen gegen:	Probleme, das Gleichgewicht zu halten, Steifheit im Becken
Kontraindikationen:	Hüftleiden

LATERAL LEG RAISE STANDING

Stelle dich für diese Übung mit geschlossenen Beinen hin und stelle den Reifen aufrecht an deiner linken Seite auf. Halte ihn mit deiner linken Hand. Die rechte Hand kannst du in die Hüfte setzen oder einfach an deinem Oberschenkel aufliegen lassen.
Spanne nun Bauch und Beckenboden an und verlagere dein Gewicht auf dein linkes Bein. Spanne dein ganzes rechtes Bein an und ziehe die Zehenspitzen fest zu dir heran. Hebe dann das Bein langsam seitlich nach oben. Senke es wieder ab, wobei du aber die Spannung beibehältst. Wiederhole die Bewegung einige Male. Anschließend stellst du den Reifen auf die andere Seite und wiederholst die Übung mit dem anderen Bein. Bei dieser Übung ist es wichtig, dass dein Becken gerade bleibt.

Variation:
Sehr effizient ist diese Übung auch, wenn du das Bein ein paar Sekunden oben hältst und es dabei leicht nach oben und unten wippen lässt!

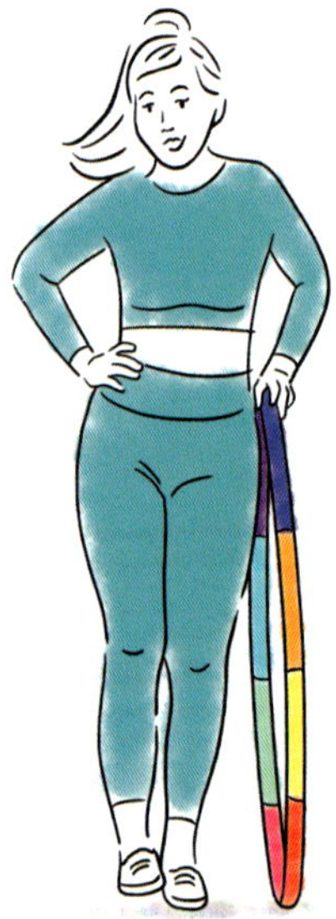

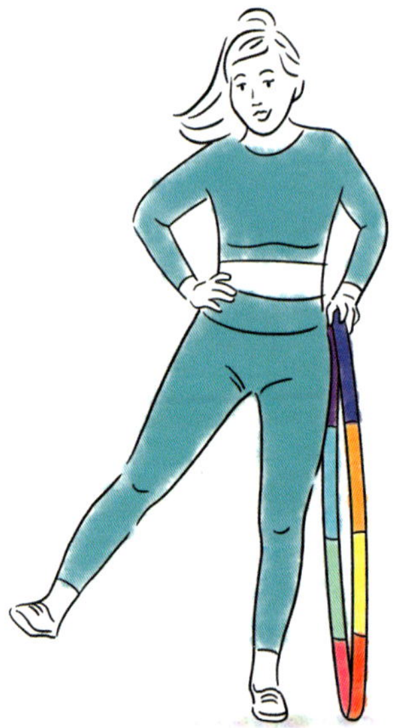

Wiederholungen:	10–20 × pro Bein
Das ist gut, weil:	Beansprucht die Abspreizer-Abduktoren. Fördert die Beweglichkeit der Hüfte, kräftigt den Po
Das kann helfen gegen:	Knieschmerzen, Schmerzen im unteren Rücken
Kontraindikationen:	Hüftleiden

KICKBACK

Mit dieser Übung trainierst du besonders deine Gesäßmuskulatur.
Stelle den Reifen quer vor deinen Füßen vor dir auf und tritt einen Schritt zurück. Deine Füße sind geschlossen. Deine Hände liegen mit ca. 30 cm Abstand auf dem Reifen.
Spanne deinen Bauch und deinen Beckenboden an. Verlagere nun dein Gewicht auf dein rechtes Bein. Spanne dein linkes Bein fest an und ziehe die Zehenspitzen zu dir heran.
Hebe dann dein angespanntes Bein langsam und geführt nach hinten oben an. Bringe das Bein wieder nach unten und stelle es ab.
Mache die Übungen einige Male auf dieser Seite und wechsle dann: Verlagere dein Gewicht auf das linke Bein und wiederhole die Übung mit dem rechten Bein.

Variation:
Wenn du dein linkes Bein nach hinten streckst, strecke gleichzeitig den rechten Arm nach oben und wippe mit ihm nach hinten. Und umgekehrt.

Die **Rückenstrecker-Muskulatur** arbeitet mit der Waden- und Gesäßmuskulatur zusammen. Ihre Kräftigung kann eine Überbelastung und somit Dysbalance der anderen Muskeln verhindern. Außerdem ist der Rückenstrecker für das Geraderichten des Rückens zuständig und hilft in gekräftigtem Zustand, Rückenschmerzen z. B. durch langes Sitzen vorzubeugen.

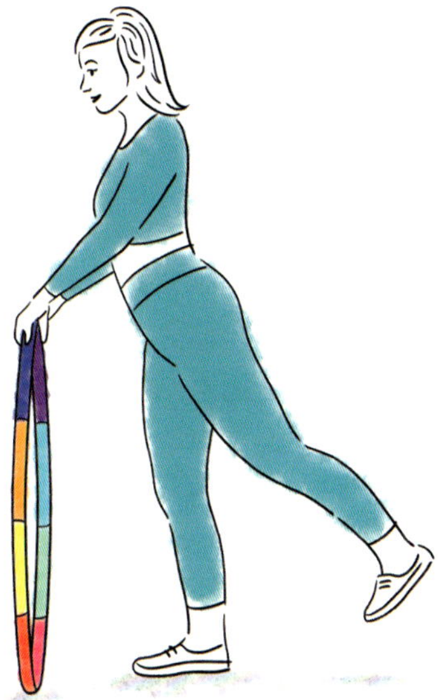

Wiederholungen:	10–20 × pro Bein
Das ist gut, weil:	Beansprucht die Gesäßmuskulatur, den hinteren Oberschenkelmuskel und den Rückenstrecker. Mobilisiert die Hüfte, kräftigt den Po und den Rückenstrecker
Das kann helfen gegen:	Rückenschmerzen, Beschwerden durch langes Sitzen
Kontraindikationen:	Rückenbeschwerden

Erste Hula Hoop-Übungen

Wir beginnen am besten mit den Übungen, die du ganz einfach während des Hullerns ausführen kannst. Auch hierbei gilt: Es ist noch kein Meister vom Himmel gefallen! Du solltest dir diese Fertigkeiten langsam aneignen und „erüben".
Um den Reifen dabei gut oben zu halten, achte vor allen Dingen auf eine gute Bauchspannung. Dies gilt insbesondere dann, wenn du auch in anderen Teilen deines Körpers, etwa bei Arm- und Beinbewegungen, Spannung aufbauen musst – immer die Spannung im Bauch schön beibehalten!

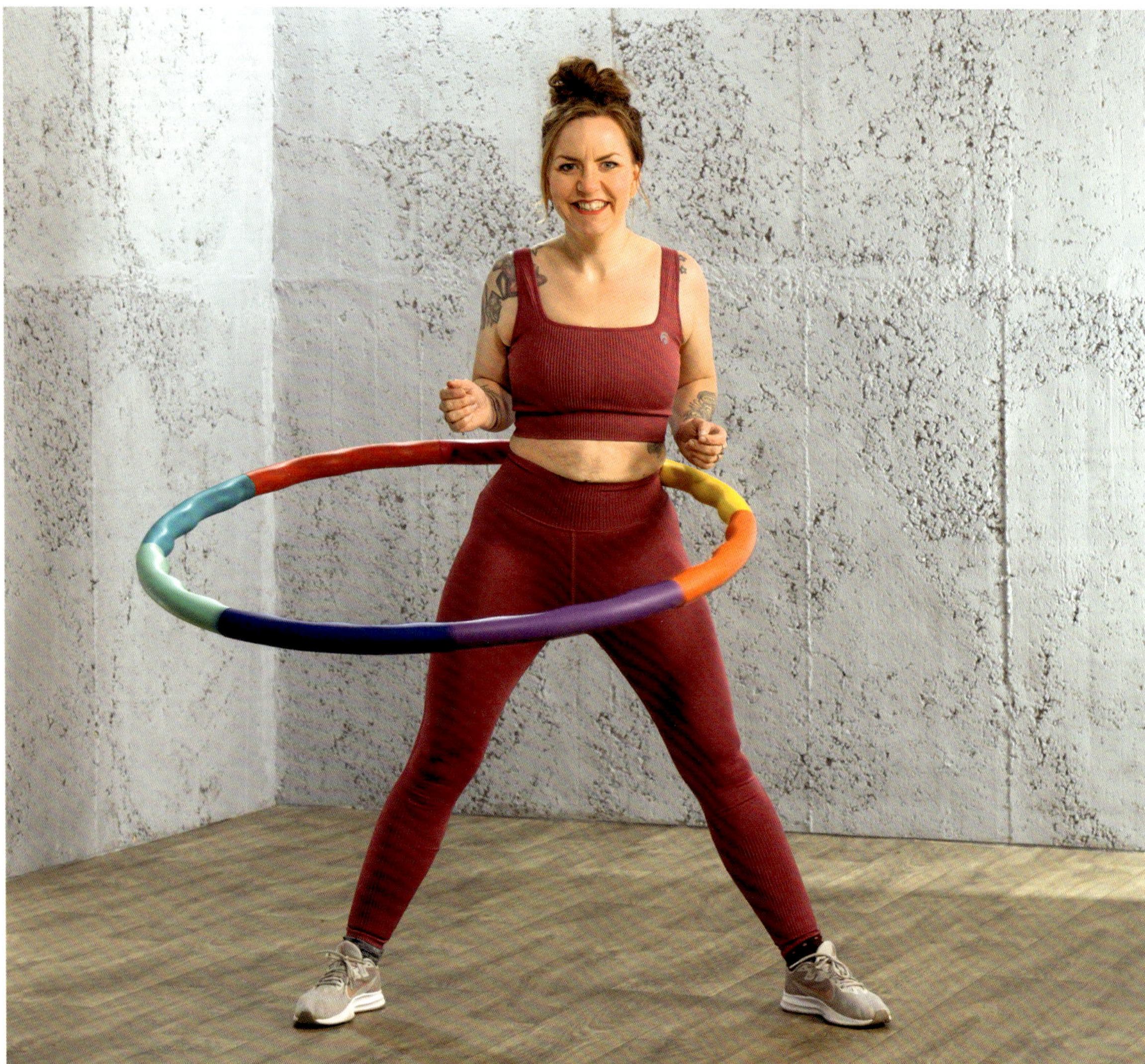

HULA HOOP STRADDLE

Nimm erneut die Grundposition ein, stelle jetzt aber die Beine soweit wie möglich auseinander. Du stehst nun also in der Grätsche. Die Zehenspitzen zeigen dabei schräg nach außen. Halte die Arme körpernah angewinkelt, die Hände bleiben dabei locker. Bewege jetzt wie beim Hüftschwung mit hüftbreit stehenden Beinen nur das Becken locker und in gleichmäßigem Rhythmus von rechts nach links und wieder zurück. Du kannst dein Becken auch vor und zurück bewegen. Aber nicht kreisen.

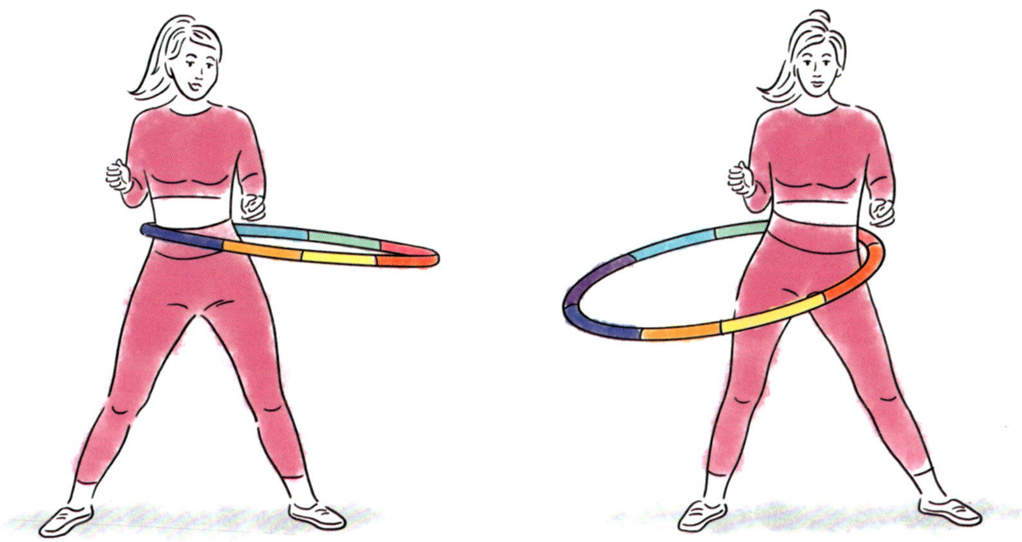

Dauer:	2–3 Minuten
Das ist gut, weil:	Beansprucht den (Ober-)Schenkelbindenspanner, die Gesäßmuskulatur, den langen Adduktor und den geraden Bauchmuskel. Fördert die Beweglichkeit der Hüfte und der Lendenwirbelsäule
Das kann helfen gegen:	Schmerzen im unteren Rücken, Blasenschwäche durch schwache Beckenbodenmuskulatur
Kontraindikationen:	Schwangerschaft, ungeklärte Verletzungen der Wirbelsäule, Blutverdünner, frische Narben

HULA HOOP STRADDLE WITH ARM CIRCLING

Komme wieder in die Grundposition: Die Beine stehen gut hüftbreit, die Zehenspitzen zeigen leicht nach außen.
Beginne mit dem Hullern und führe beide Arme gestreckt in die Horizontale. Kreise mit den Armen möglichst synchron im Uhrzeigersinn und achte dabei darauf, dass du die Schultern nicht hochziehst. Der Rücken bleibt gerade und der Kopf in der Verlängerung der Wirbelsäule.

Variation:
Verändere dein Huller-Tempo oder lasse den Reifen in die andere Richtung kreisen.
Du kannst beim Armkreisen auch kleine Gewichte (0,5–2 kg) in den Händen halten. Wenn du keine Gewichte hast, nimm einfach gefüllte 0,5 l–1 l-Wasserflaschen!

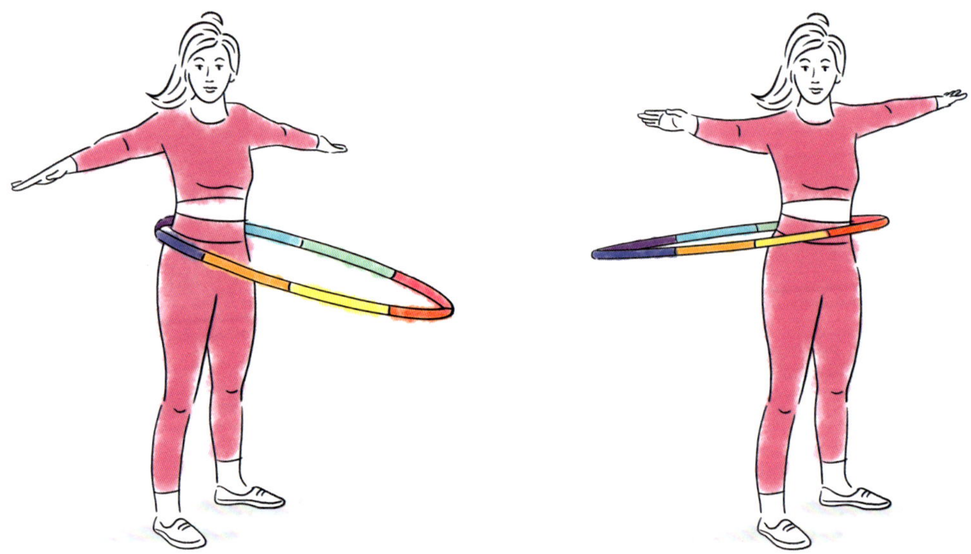

Dauer:	1–2 Minuten
Das ist gut, weil:	Beansprucht den vorderen und den hinteren Schultermuskel, den Trapez-, Hüftstreck- und Gesäßmuskel, den langen Adduktor und den geraden Bauchmuskel. Fördert die Beweglichkeit der Hüfte und der Lendenwirbelsäule sowie der Schultern; trainiert die Balance
Das kann helfen gegen:	Verspannungen im Nacken, Kopfschmerzen
Kontraindikationen:	Schulterprobleme, Schwangerschaft, bei ungeklärten Verletzungen der Wirbelsäule, Blutverdünner, frische Narben

FRONT AND BACK STEP

Bei dieser Übung machst du beim Hullern gleich einen ganzen Schritt nach vorn und wieder zurück. Stelle dich dazu wieder in die Ausgangsposition mit hüftbreit aufgestellten Füßen und angespanntem Bauch und Beckenboden. Beginne nun mit dem Hullern. Deine Arme bleiben dabei angewinkelt am Körper.
Verlagere dein Gewicht auf ein Bein und mache mit dem anderen einen großen Ausfallschritt nach vorn. Komme wieder zurück. Wiederhole die Bewegung mit dem anderen Bein.
Achte bei der Beinarbeit darauf, die Spannung im Bauch zu halten und in den Schultern locker zu bleiben. Bleibe aufrecht: Der Kopf ist in der Verlängerung der Wirbelsäule und die Schultern bleiben locker.
Versuche, in einen rhythmischen Bewegungsablauf zu kommen: vor – zurück – vor – zurück. Dein Atem fließt im Rhythmus deiner Bewegung.

Variation:
Du kannst versuchen, jeweils einen kleinen Zwischenschritt zu machen. Oder lasse den Reifen in die andere Richtung kreisen.

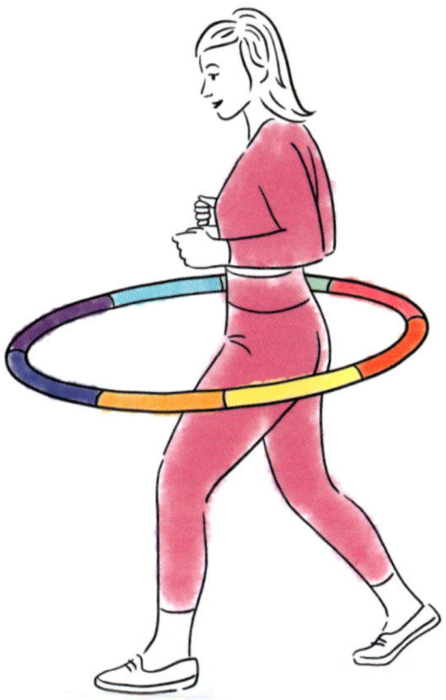

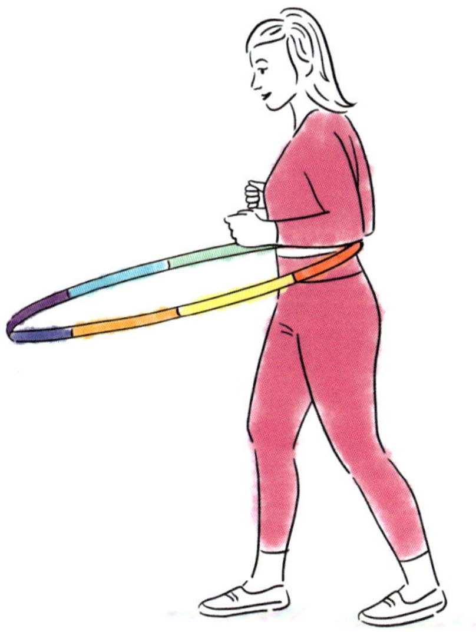

Wiederholungen:	5–10 × pro Seite
Das ist gut, weil:	Beansprucht den geraden Bauchmuskel und die Beckenbodenmuskulatur. Fördert die Koordination und den Gleichgewichtssinn, trainiert außerdem die Kondition
Das kann helfen gegen:	Mangelnde Koordination und fehlende Körperspannung
Kontraindikationen:	Schwangerschaft, bei ungeklärten Verletzungen der Wirbelsäule, Blutverdünner, frische Narben

HULA HOOP WITH OPEN AND CLOSED ARMS

Nimm die Grundposition ein und achte auf eine aufrechte Körperhaltung. Baue im Bauch und im Beckenboden Spannung auf und halte sie während der gesamten Übung. Beginne zu hullern. Hebe die Arme und strecke sie seitlich nach außen. Führe sie nun auf Brusthöhe vor dem Körper so zusammen, dass die Fingerspitzen sich leicht berühren. Öffne die Arme wieder und fahre dann fort, indem du die Arme rhythmisch öffnest und wieder schließt. Wiederhole dies fünfzehn Mal, pausiere für eine Minute und starte dann mindestens einen erneuten Durchgang.

Variation:
Halte kleine Gewichte (0,5–2 kg) oder gefüllte 0,5 l–1 l-Wasserflaschen in den Händen. Das macht die Übung anstrengender, aber effektiver!

Bist du im Schulterbereich steif und ungelenk, ist das eine schöne Übung für dich. **Gelenke lieben Bewegung!** Bewegung fördert die Produktion und Verteilung von Gelenkflüssigkeit und somit bleibst du geschmeidig und beweglich.

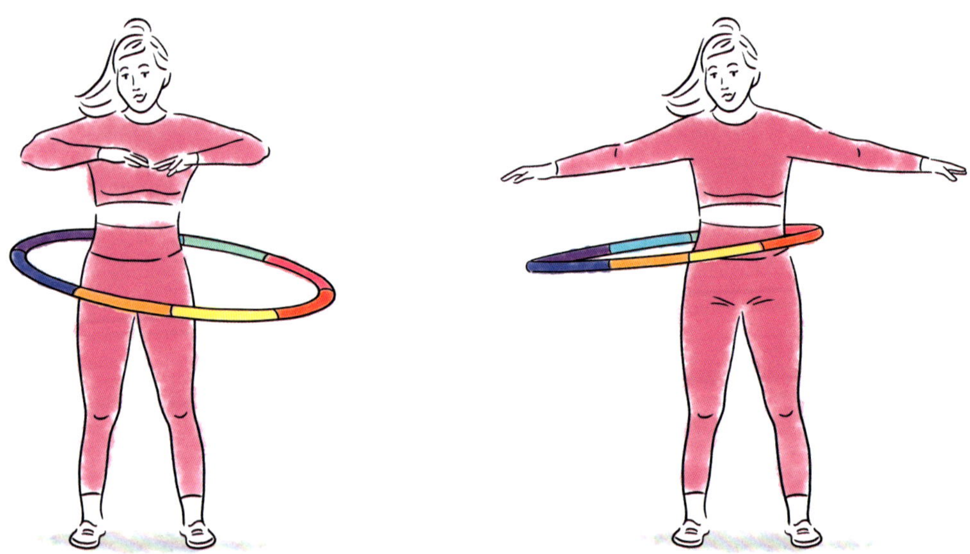

Wiederholungen:	15 ×, dann eine Minute Pause, wiederholen
Das ist gut, weil:	Beansprucht den (Ober-)Schenkelbindenspanner, den Po, den langen Adduktor und den geraden Bauchmuskel. Fördert die Beweglichkeit der Hüfte, der Lendenwirbelsäule und der Schultern; mobilisiert generell die Gelenke
Das kann helfen gegen:	Allgemeines Steifheitsgefühl
Kontraindikationen:	Schulterprobleme, Schwangerschaft, bei ungeklärten Verletzungen der Wirbelsäule, Blutverdünner, frische Narben

HULA HOOP WITH CLOSED PALMS / NAMASTE

Nimm die Grundposition ein und baue gleichzeitig Spannung im Bauch und Beckenboden auf. Beginne mit dem Hullern.
Lege die Handflächen in einer Grußgeste vor der Brust aneinander. Diese Haltung kennt man z. B. beim Yoga als „Namasté". Sie ist im asiatischen Kulturkreis als Gruß gebräuchlich. Die Ellbogen zeigen dabei nach außen. Übe gleichmäßig Druck auf die Handflächen aus. Verweile in dieser Position ruhig atmend.

Führe dann die Arme immer noch bei geschlossenen Handflächen nach oben zu deinem Scheitelpunkt hin und wieder zurück vor dein Brustbein. Wiederhole diese Übung einige Male. Dabei ist wichtig, dass du während der Übung den Druck auf die Handflächen konstant beibehältst!

Variation:
Führe die nach oben ausgestreckten Hände abwechselnd nach links und rechts.

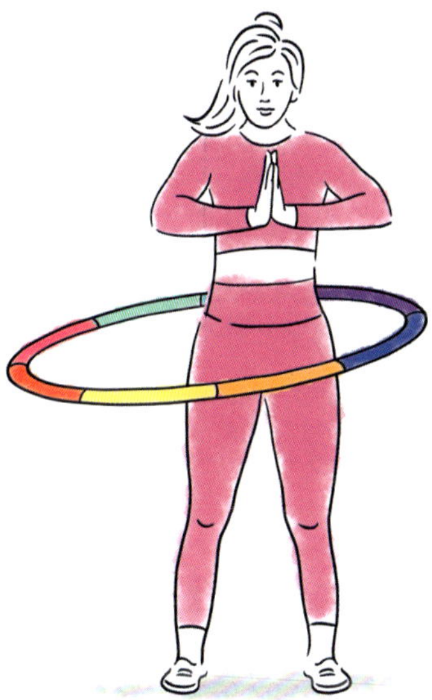

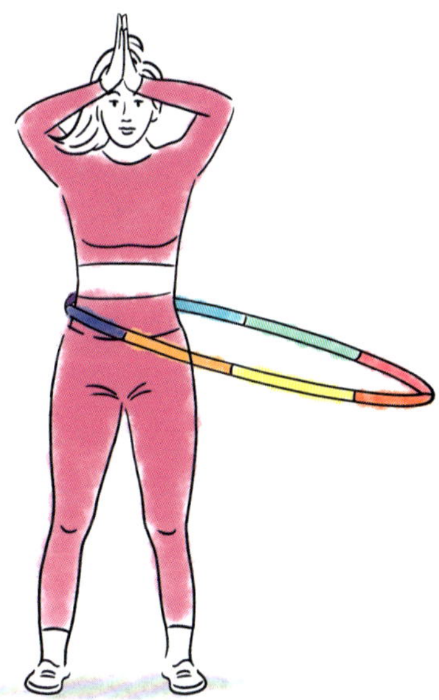

Dauer:	3–5 × ca. 20 Sekunden
Das ist gut, weil:	Beansprucht den großen Brustmuskel, den kleinen Brustmuskel, den (Ober-) Schenkelbindenspanner, die Gesäßmuskulatur, den langen und den geraden Bauchmuskel. Kräftigt die Brustmuskulatur, fördert die Körperspannung
Das kann helfen gegen:	Verspannungen im Oberkörper
Kontraindikationen:	Schulterprobleme, Schwangerschaft, bei ungeklärten Verletzungen der Wirbelsäule, Blutverdünner, frische Narben

HULA HOOP WITH CHEST MUSCLE STRETCH

Nimm die Grundposition ein: Stelle die Beine hüftbreit, die Zehenspitzen zeigen leicht nach außen. Beginne mit dem Hullern. Breite die Arme gestreckt zur Seite aus und spreize deine Finger. Deine Handflächen zeigen dabei nach vorn. Beginne nun, mit den Armen kraftvoll nach vorn und wieder zurück zu wedeln. Die Schultern bleiben dabei tief und werden in der rückwärtigen Bewegung nach hinten gezogen. Auf diese Weise wird die Brustmuskulatur gestärkt.
Auf 30 Sekunden kräftiges Wedeln folgt eine Ruhephase von 30 Sekunden. Achte auf das gleichmäßige Fließen deines Atems.

Variation:
Senke die Arme leicht ab, wenn du sie nach hinten führst.

Wenn du viel sitzt und z. B. lange am Bildschirm arbeitest, tendierst du vielleicht dazu, die **Schultern nach vorn** hängen zu lassen. Die Brustmuskulatur kann sich daran anpassen, sodass es dir schwerer fällt, die Schultern zurück zu nehmen und dich aufzurichten. Mit dieser Übung dehnst du deine Brustmuskulatur und wirkst aktiv einer Fehlhaltung entgegen.

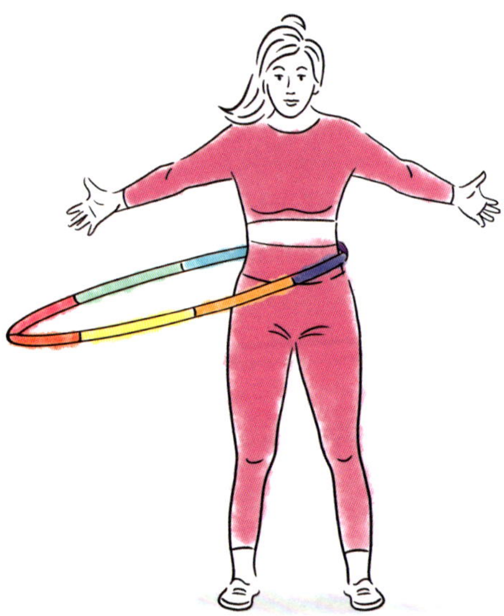

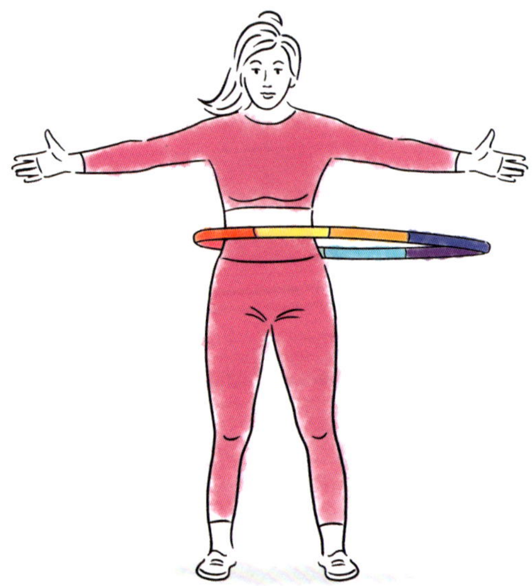

Dauer:	3 × ca. 30 Sekunden
Das ist gut, weil:	Beansprucht den großen Brustmuskel, den kleinen Brustmuskel, die (Ober-) Schenkelbindenspanner, den Po, den langen Adduktor und den geraden Bauchmuskel. Dehnt die Brustmuskulatur, richtet die Brustwirbelsäule auf
Das kann helfen gegen:	Hängende Schultern und evtl. dadurch schwache Brustmuskulatur
Kontraindikationen:	Schulterprobleme, Schwangerschaft, bei ungeklärten Verletzungen der Wirbelsäule, Blutverdünner, frische Narben

HULA HOOP WITH UPWARD ARM SWING

Komme in die Grundposition, indem du die Beine hüftbreit aufstellst und die Zehen leicht nach außen zeigen lässt. Beginne mit dem Hullern. Führe nun die Arme gestreckt zur Seite. Werde weit im Brustkorb und drehe deine Handflächen bei geöffneten Armen nach oben.
Wedle jetzt rhythmisch und in rascher Folge abwechselnd fünfzehn Mal mit Schwung nach oben und nach unten. Mache eine kurze Pause und wiederhole den Wedeldurchgang noch zweimal. Insgesamt machst du also auch hier drei Durchgänge. Spüre dann nach. Fühlt sich dein Brustraum nun weiter an?

Variation:
Halte kleine Gewichte (0,5–2 kg) oder 0,5 l–1 l-Wasserflaschen in den Händen, während du sie nach oben und wieder nach unten führst.

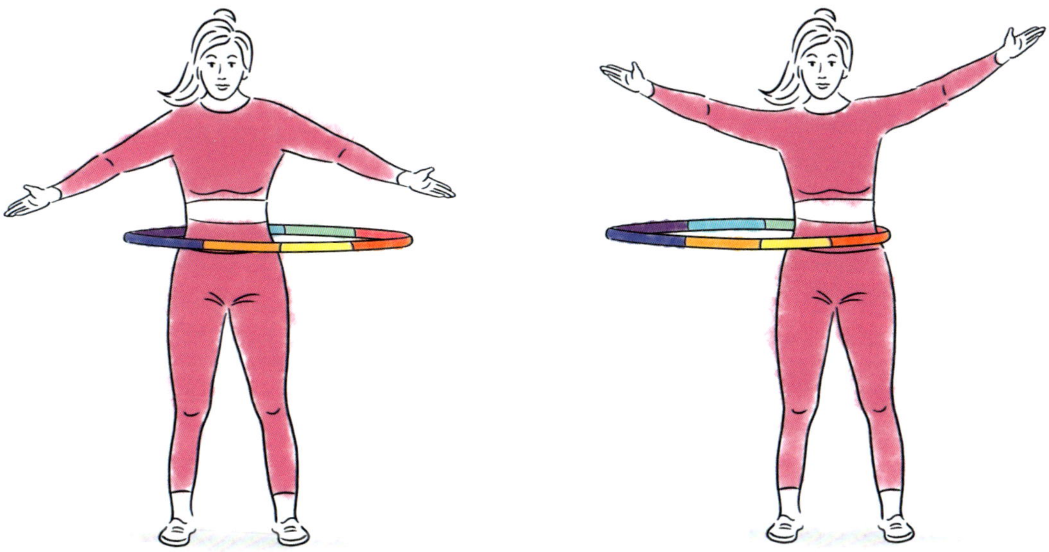

Wiederholungen:	15 ×
Das ist gut, weil:	Beansprucht den Deltamuskel. Kräftigt die Arme und Schultern
Das kann helfen gegen:	Verspannungen im Schulterbereich
Kontraindikationen:	Schulterprobleme, Schwangerschaft, bei ungeklärten Verletzungen der Wirbelsäule, Blutverdünner, frische Narben

HULA HOOP ARM COMBINATION

Komme in deine Ausgangsposition, indem du die Beine hüftbreit aufstellst. Spanne Bauch und Beckenboden an. Beginne mit dem Hullern, deine Knie bleiben dabei locker.
Lege nun in einer Grußgeste die Handflächen vor dem Brustbein zusammen. Die Unterarme sind dabei parallel zum Boden. Übe Druck auf die Handflächen aus, damit du Spannung aufbaust.

Führe die Arme jetzt einatmend mit geschlossenen Handflächen nach oben und strecke dich – achte darauf, die Körperspannung im Bauch zu halten. Öffne deine Arme und führe sie ausatmend lang gestreckt und langsam in einem weiten Bogen nach außen. Deine Handflächen zeigen dabei nach außen.
Wiederhole die Übung einige Male.

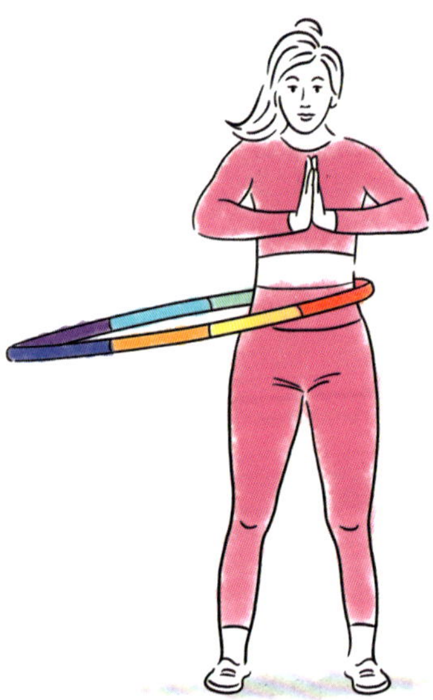

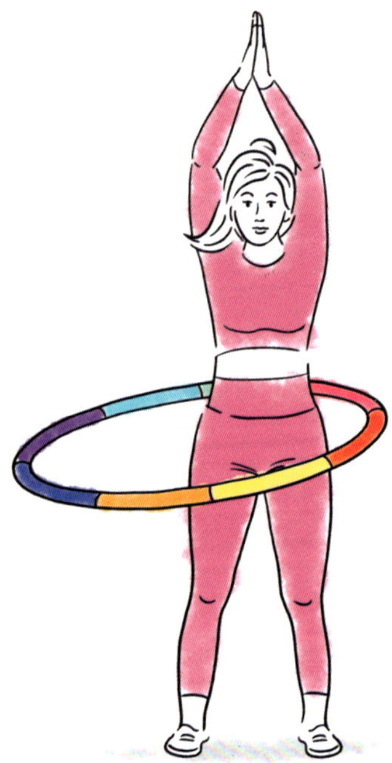

Wiederholungen:	5–10 ×
Das ist gut, weil:	Beansprucht die Brustmuskulatur, den Trizeps und die vordere Schultermuskulatur. Kräftigt die Brustmuskulatur, unterstützt die Beweglichkeit der Schulterpartie
Das kann helfen gegen:	Verspannungen in der Schulterpartie, nach vorn hängende Schultern
Kontraindikationen:	Schulterprobleme, Schwangerschaft, bei ungeklärten Verletzungen der Wirbelsäule, Blutverdünner, frische Narben

Exkurs: Verspannungen im Schulterbereich sind nicht nur unangenehm, sondern sie sind, wenn sie häufiger auftreten, auch wirklich belastend. Denn verspannte Schultern führen oftmals auch zu Schmerzen in den Armen. Häufige Ursachen sind oft Bewegungsmangel durch langes Sitzen und Arbeiten am Computer. Aber auch Stress und das gerade bei Frauen praktizierte Multitasking können sich hier negativ auswirken. Unsere Schultern tragen in solchen Fällen dann wortwörtlich an der Last, die wir uns als ein Zuviel auf die Schultern packen! Schultern tief lautet die Formel, die Verspannungen vorbeugt – du findest den Hinweis auch ganz oft in diesem Buch! Achte zudem auch im Alltag ganz grundsätzlich auf eine gute aufrechte Körperhaltung!

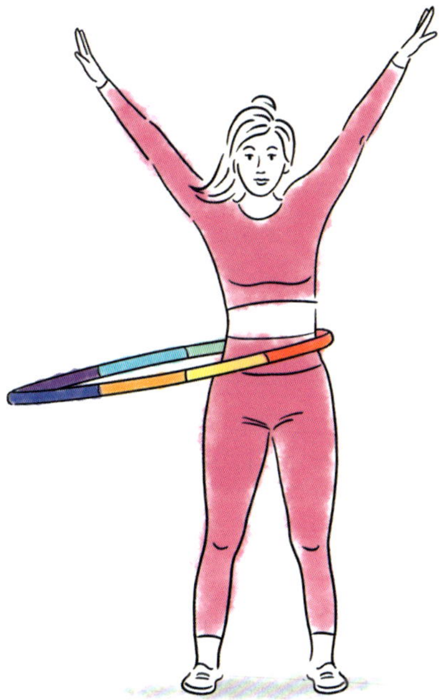

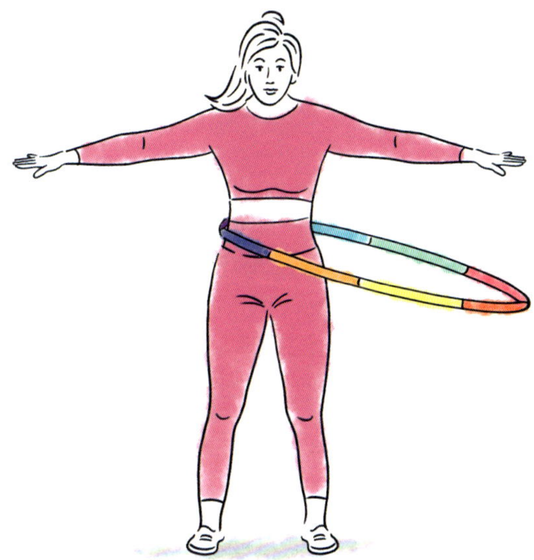

Für jede Bewegung sagt dir dein Körper danke!

SIDESTEP SQUAT

Bei dieser Übung ist es wichtig, dass du zwischen den einzelnen Bewegungen immer ein wenig in der Position innehältst, damit du eine kontrollierte, gleichmäßige Rotation des Reifens erreichst. Auf diese Weise behältst du leichter die Kontrolle über deinen Reifen, wenn du die Position wechselst.
Komme in die Ausgangsposition mit etwa hüftbreit aufgestellten Beinen. Setze den Reifen in deine Taille und beginne zu hullern. Wähle dabei ein für dich angenehmes Tempo und lasse den Reifen ein paar Sekunden lang kreisen, bis der Schwung stabil ist.
Trete nun einen großen Schritt zur Seite hin und gehe dann in die Squat-Position nach unten. Die Squat-Position an sich kann schon anstren-

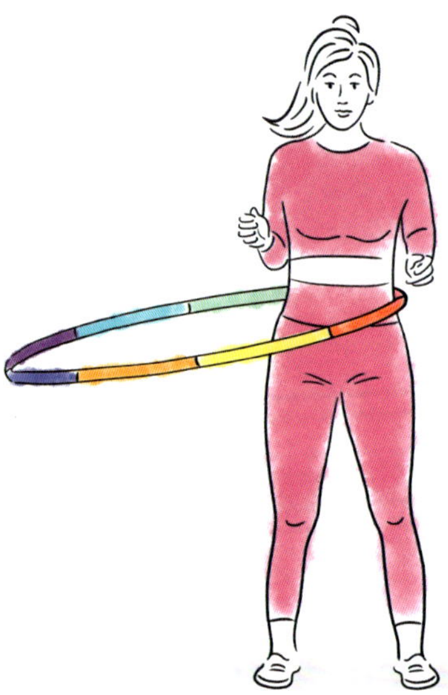

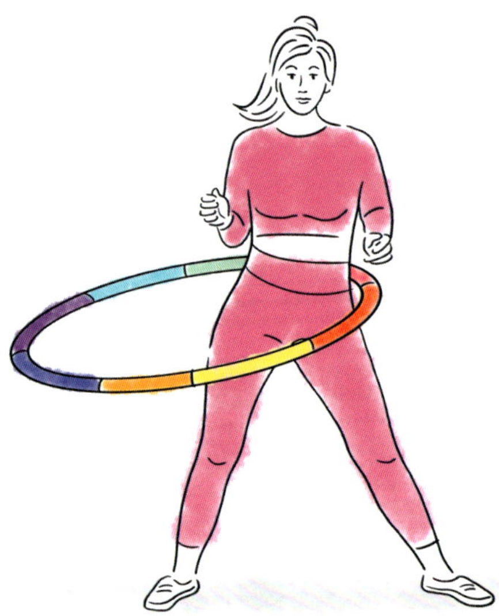

Wiederholungen:	3–6 × pro Seite
Das ist gut, weil:	Beansprucht die Adduktoren, den Vierköpfigen Beinstrecker, den Bein- oder Schenkelbeuger, den großen Gesäßmuskel sowie den mittleren Gesäßmuskel. Strafft Bauch- und Gesäßmuskulatur, trainiert die Koordination
Das kann helfen gegen:	Schmerzen im unteren Rücken, fehlende Koordination
Kontraindikationen:	Schwangerschaft, bei ungeklärten Verletzungen der Wirbelsäule, Blutverdünner, frische Narben

gend sein. Ärgere dich also nicht, wenn es dir nicht sofort gelingt, dabei auch noch zu hullern. Komme aus dem Squat wieder nach oben und ziehe dabei den Fuß zur anderen Seite hin heran und fahre in diesem Rhythmus fort: Ausfallschritt zur Seite – in den Squat gehen – nach oben kommen und Fuß heranziehen.
Lasse den Atem dabei gleichmäßig fließen.

Variation:
Wenn dir der Sidestep am Anfang noch schwerfällt, lasse ihn erst einmal weg und gehe beim Hullern nur in den Squat und komme wieder nach oben.
Wenn dir die Übung dann gut gelingt, kannst du auch versuchen, alles in einem fließenden Ablauf auszuführen, ohne dazwischen innezuhalten.

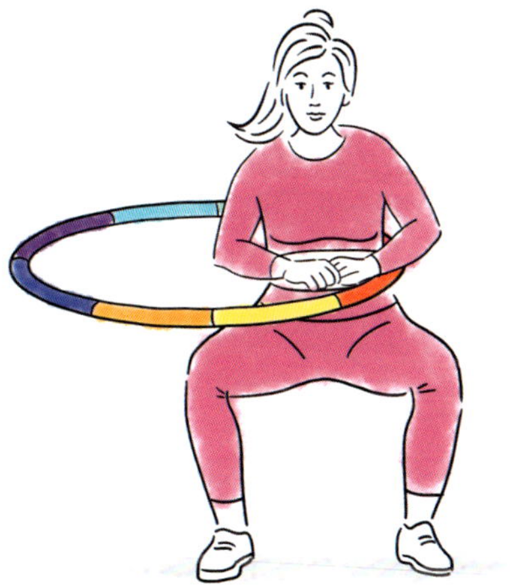

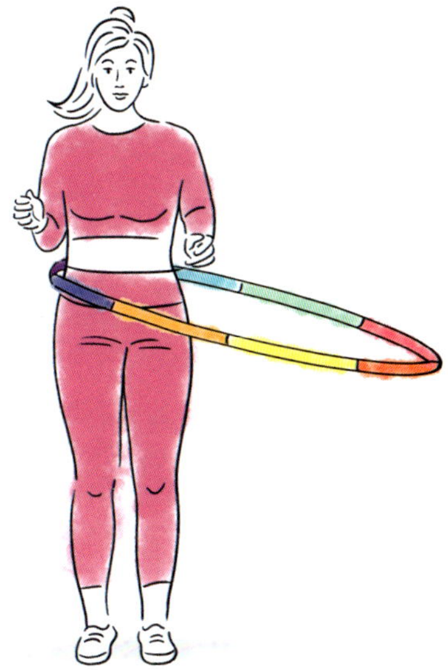

Du bist zwar vielleicht noch nicht am Ziel, aber du bist schon viel näher dran als gestern!

HIGH KNEES

Stelle dich aufrecht hin und nimm die Beine etwas zusammen. Deine Körperhaltung ist aufrecht, der Kopf ist in der Verlängerung, die Schultern bleiben locker. Halte die Arme in lockerer Winkelhaltung nah am Körper. Baue Spannung im Bauch auf und beginne mit dem Hullern. Wenn du in der Rotation bist und hullerst, marschiere im normalen Tempo auf der Stelle. Da die Bewegung sich auf die Rotation des Reifens auswirken wird, ist es anfangs völlig normal, wenn der Reifen auch mal Bodenkontakt bekommt. Lasse dich nicht entmutigen; mit der Zeit lernst du, die Spannung im Bauch gut zu halten, wenn du einen Fuß anhebst.

Variation:

Ziehe beim Marschieren die Knie mal höher, mal nicht so hoch.

Probiere, ob du die Arme vor und zurück bewegen kannst.

Fehlt dir manchmal die Koordination? Mit dieser Übung kannst du sie schulen. Es ist oft gar nicht so einfach, zu hullern und gleichzeitig die Beine anzuheben. Meisterst du die Übung, schult das deine Koordination und das überträgt sich auch auf andere Übungen und Tätigkeiten im Alltag.

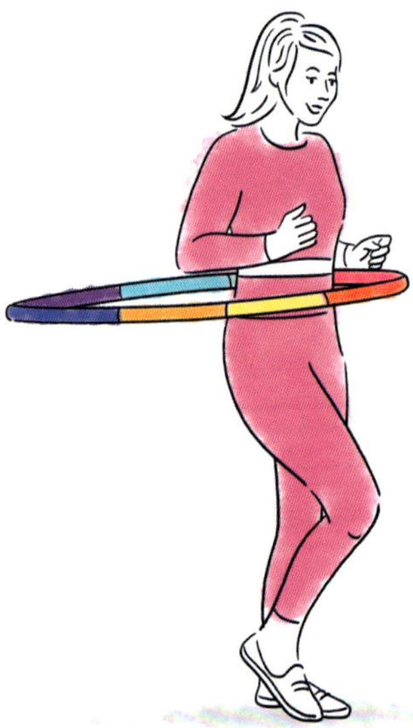

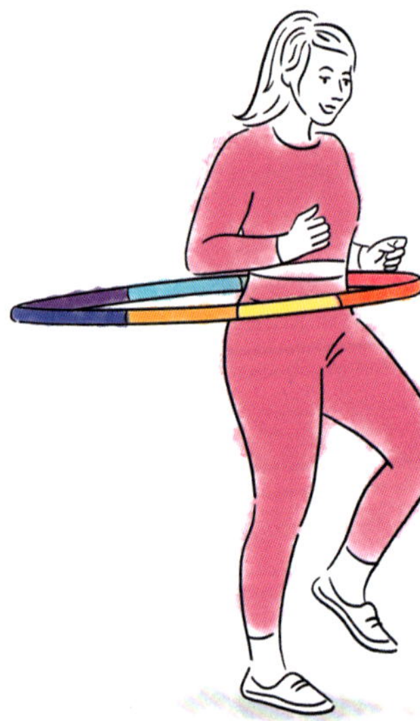

Dauer:	30 Sekunden
Das ist gut, weil:	Beansprucht den geraden Bauchmuskel. Fördert Koordination, Balance und Geschick
Das kann helfen gegen:	Fehlende Koordination und Schwierigkeit, die Balance zu halten
Kontraindikationen:	Schwangerschaft, bei ungeklärten Verletzungen der Wirbelsäule, Blutverdünner, frische Narben

WALKING THE HOOP

Bei dieser Übung kommst du mit deinem Reifen im wahrsten Sinne des Wortes in Bewegung. Denn mit deinem Reifen bist du keineswegs nur an einen Standort gebunden! Bei dieser Übung kannst du zwar auch mit dem Reifen auf der Stelle gehen, aber du kannst mit ihm z. B. auch einen Waldspaziergang machen, den Rasen mähen oder ganz einfach durch den Raum gehen.

Lasse in der Bewegung den Atem langsam fließen. Und wenn du möchtest, kannst du auch Musik dabei hören. Erstelle dir am besten deine eigene „Huller-Playlist" für gleich doppelt gute Laune! Der Song „I'm walking" bietet sich beispielsweise ja geradezu an ...

Variation:
Versuch's mal mit Rückwärtslaufen!

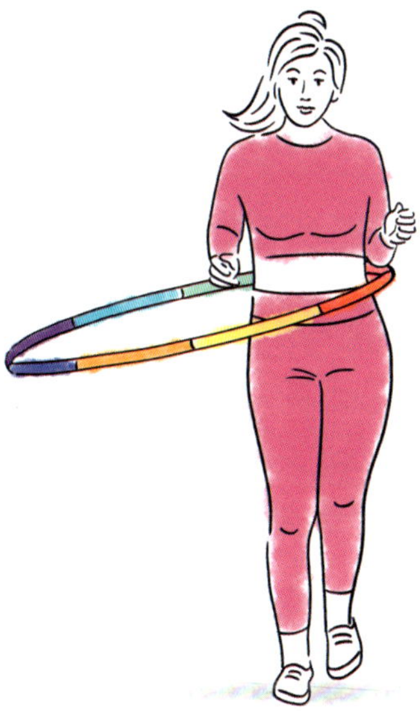

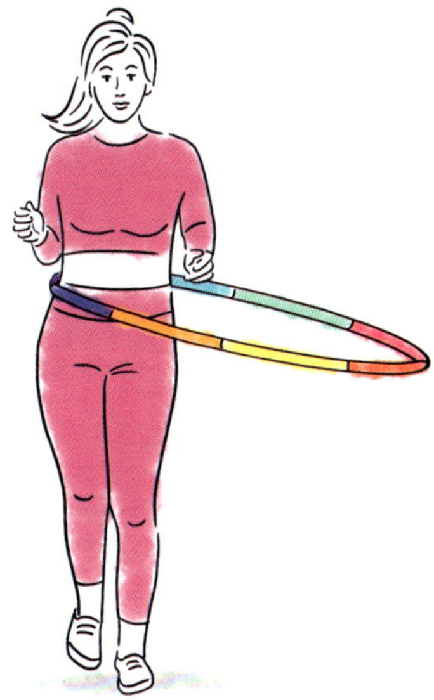

Dauer:	40 Sekunden
Das ist gut, weil:	Beansprucht den geraden Bauchmuskel, den seitlichen Bauchmuskel, den Beckenboden sowie die Muskulatur des unteren Rückens (tiefliegende und oberflächliche Muskeln). Strafft die Bauch- und Rückenmuskulatur, trainiert den Beckenboden
Das kann helfen gegen:	Mangelnde Koordination, schwache Körpermitte
Kontraindikationen:	Schwangerschaft, bei ungeklärten Verletzungen der Wirbelsäule, Blutverdünner, frische Narben

Übungen für die Arme

Mit deinem Hula Hoop-Reifen kannst du mehr als „einfach hullern" – du kannst ihn z. B. als Gewicht einsetzen. So kannst du gezielt bestimmte Muskelpartien deines Körpers trainieren und aufbauen. Führe die Übungen langsam aus, dann beugst du Verspannungen vor.

RIGHT TO LEFT HOOP

Stelle dich aufrecht hin, dein Kopf ist in der Verlängerung der Wirbelsäule und dein Scheitelpunkt zeigt nach oben. Beckenboden und Bauch sind angespannt.

Nimm nur den Reifen in die linke Hand. Strecke beide Arme ausgestreckt nach links und rechts zur Seite. Dein Blick folgt bei dieser Bewegungsabfolge immer dem Reifen: Dein Kopf wendet

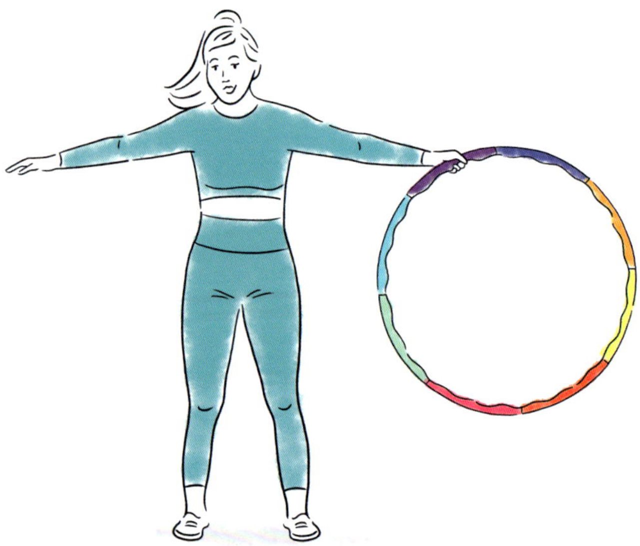

Dauer:	30–45 Sekunden
Das ist gut, weil:	Beansprucht den Deltamuskel, die Brustmuskulatur und den Trizeps
Das kann helfen gegen:	Verspannungen im oberen Rücken und Nackenbereich
Kontraindikationen:	Schulterverletzungen, Verletzungen im Bereich der Arme

sich mit Blick über die linke Schulter in einem Winkel von ca. 45 Grad.
Ziehe die Arme jetzt in einer langsamen, gleichmäßigen Bewegung nach vorn und übergib den Reifen vor der Körpermitte von der linken in die rechte Hand. Der Blick geht nach vorn.

Dann strecke beide Arme wieder nach außen, der Kopf wendet sich mit Blick über die rechte Schulter ebenfalls nach rechts.
Wiederhole diesen Ablauf einige Male. Achte dabei darauf, dass deine Schultern tief bleiben und du aufrecht stehst.

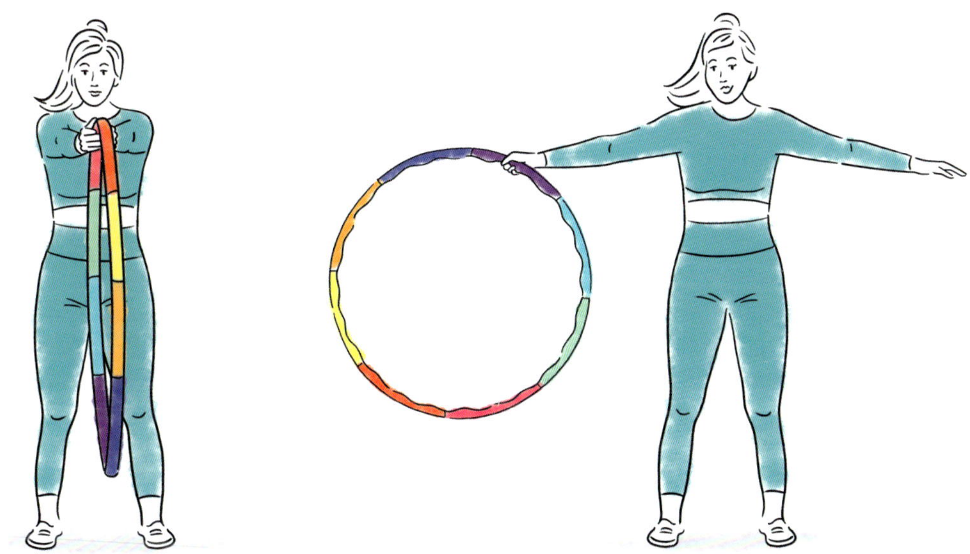

*In einem Jahr wünschtest du dir,
du hättest heute begonnen.*

PUSH AND PULL

Komme zunächst in die Grundposition: aufrechter Stand mit hüftbreit aufgestellten Beinen. Spanne Bauch und Beckenboden an und halte die Spannung während der ganzen Übung. Beginne mit dem Hullern.
Strecke nun deine Arme nach vorn.
Der Kopf bleibt dabei in der Verlängerung der Wirbelsäule, der Blick geht gerade nach vorn.
Anschließend ziehst du deine Arme zurück, indem du deine Schulterblätter eng zusammenziehst. Deine Ellbogen zeigen jetzt nach hinten und befinden sich eng am Körper.
Wiederhole die Übung einige Male in deinem Tempo und Atemrhythmus.

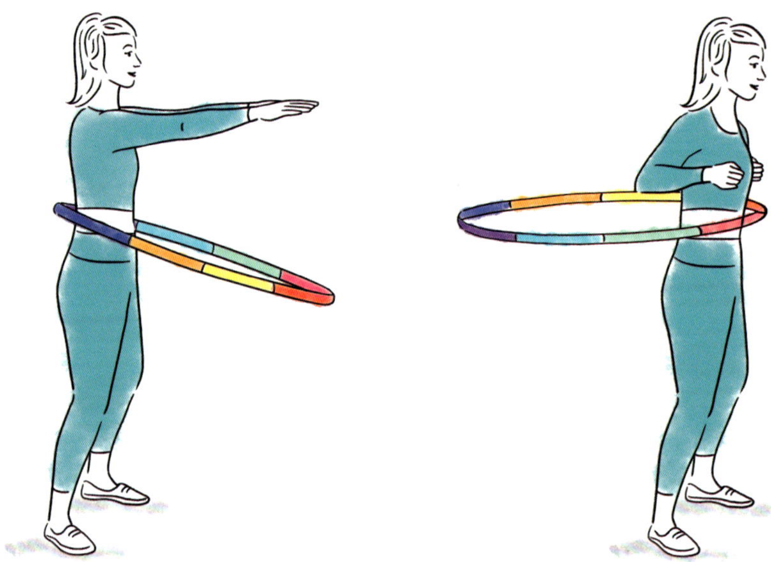

Dauer:	60 Sekunden
Das ist gut, weil:	Beansprucht den breiten Rückenmuskel und die hintere Schultermuskulatur. Trainiert Rhythmus und Koordination, fördert eine aufrechte Haltung
Das kann helfen gegen:	Schmerzen im oberen Rücken
Kontraindikationen:	Schwangerschaft, Verletzungen der Wirbelsäule, Blutverdünner, frische Narben

SWIMMING

Stelle dich wieder in die Grundposition und beginne mit dem Hullern. Strecke dann die Arme nach vorn. Deine Fingerspitzen zeigen in die Blickrichtung, der Kopf ist in der Verlängerung der Wirbelsäule und die Schultern sind tief.

Ziehe dann einatmend die Arme wie beim Brustschwimmen weit über die Seiten zurück, bis deine Oberarme eng am Körper sind. Strecke deine Arme wieder aus und lasse eine fließende Brustschwimmbewegung entstehen.

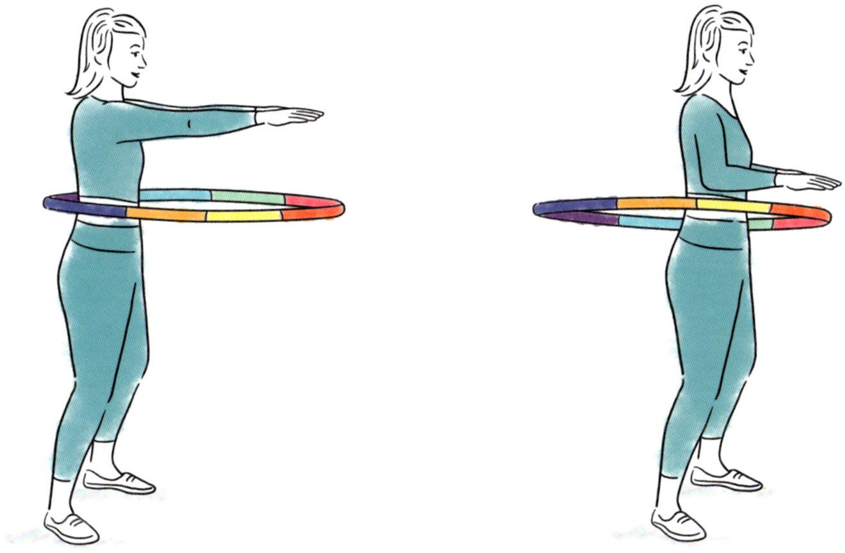

Dauer:	60 Sekunden
Das ist gut, weil:	Beansprucht den breiten Rückenmuskel und die hintere Schultermuskulatur. Trainiert die Koordination, fördert eine aufrechte Haltung
Das kann helfen gegen:	Schmerzen im oberen Rücken, Verspannungen im Schulterbereich
Kontraindikationen:	Schwangerschaft, Verletzungen der Wirbelsäule, Blutverdünner, frische Narben

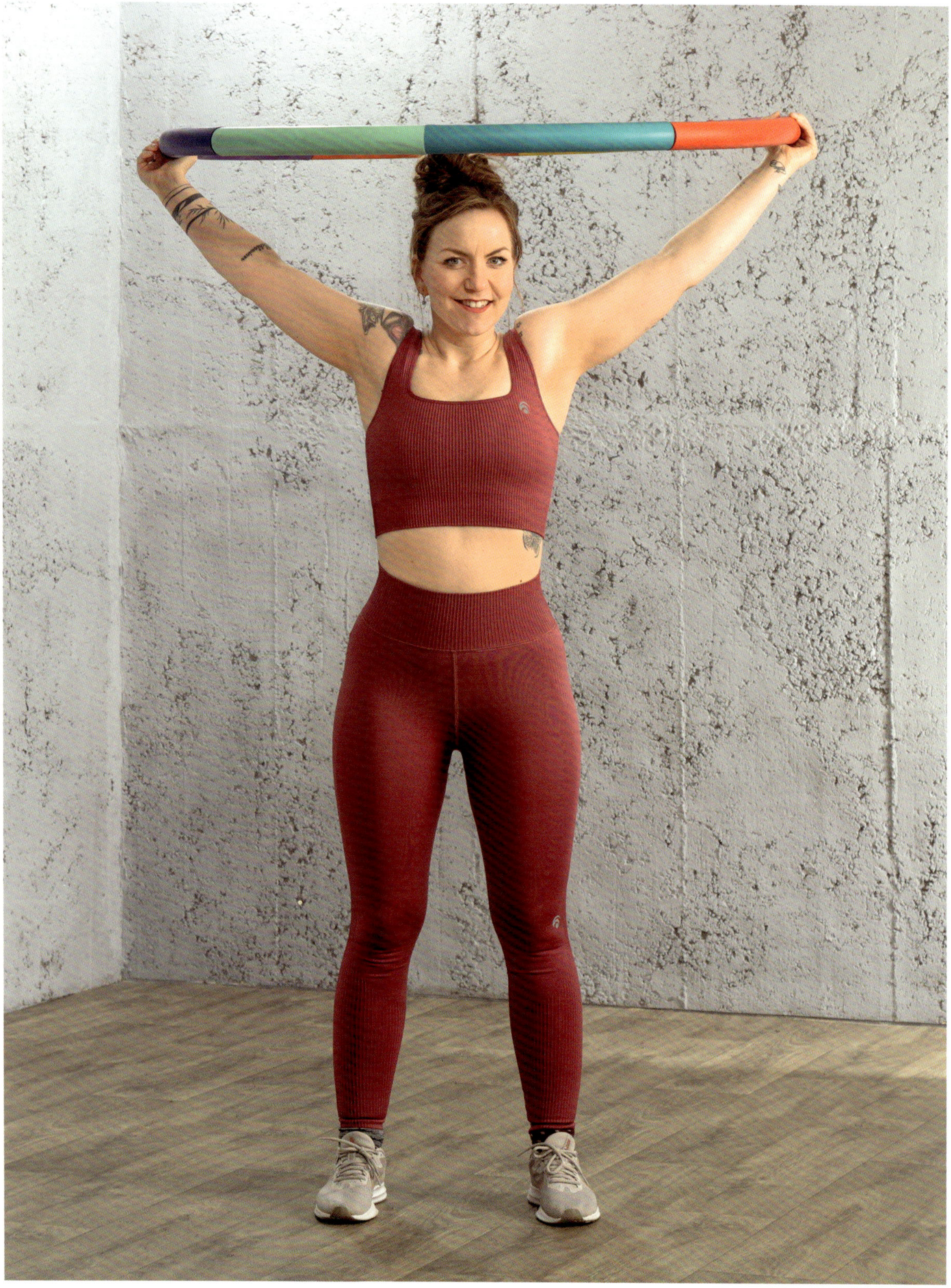

SHOULDER PRESS SQUAT

Komme in den aufrechten Stand und stelle die Beine weit nach außen auf. Der Blick geht nach vorn, der Kopf ist in der Verlängerung der Wirbelsäule.
Fasse den Reifen mittig links und rechts und führe ihn wie abgebildet nach oben über den Kopf, indem du die Arme komplett durchstreckst. Baue Spannung in den Armen auf.

Gehe in die Knie und achte darauf, dass deine Knie nach außen schieben.
Der Rücken bleibt möglichst gerade, der Po tief. Wiederhole die Übung einige Male und bleibe dabei in der Konzentration: In der Aufwärtsbewegung hebst du den Reifen über deinen Kopf und streckst die Arme, abwärts senkst du den Reifen auf Schulterhöhe und gehst in den Squat.

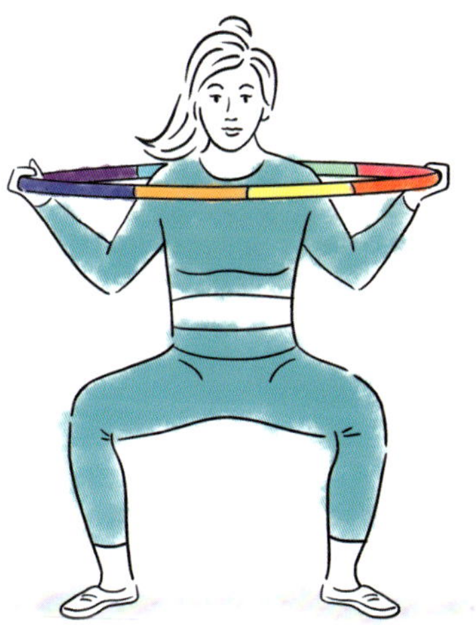

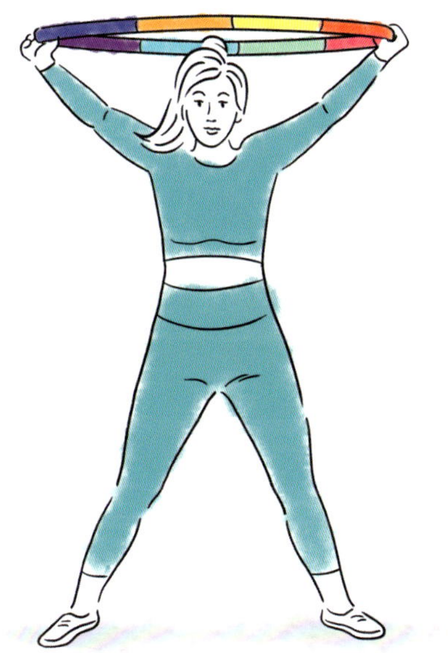

Wiederholungen:	Ca. 12 ×
Das ist gut, weil:	Beansprucht die Rotatorenmanschette (Verbund mehrerer Muskeln um die Schulterpartie), die Brustmuskulatur, den Trizeps, die Rumpfmuskulatur, den Vierköpfigen Beinstrecker, den Bein- oder Schenkelbeuger, den großen Gesäßmuskel und den mittleren Gesäßmuskel
Das kann helfen gegen:	Rückenschmerzen (die gesamte Rückseite des Körpers wird trainiert!)
Kontraindikationen:	Verletzungen in der Schulterpartie

PULLOVERS WITH HOOP

Stelle dich aufrecht hin. Dein Kopf ist in der Verlängerung der Wirbelsäule und deine Beine stehen hüftbreit.
Führe den Reifen hinter deinen Rücken und hebe ihn auf Schulterhöhe, indem du ihn von innen oben mit beiden Daumen hältst und „einhängst".
Deine Fingerspitzen zeigen von dir weg, deine Ellbogen zeigen nach vorn.

Hebe nun den Reifen hinter deinem Kopf hoch, indem du ausatmend die Arme durchstreckst.
Die Schultern bleiben dabei tief und der Kopf gerade.
Ziehe dann den Reifen einatmend kraftvoll wieder nach unten zurück auf Schulterhöhe.
Wiederhole diesen Ablauf einige Male.

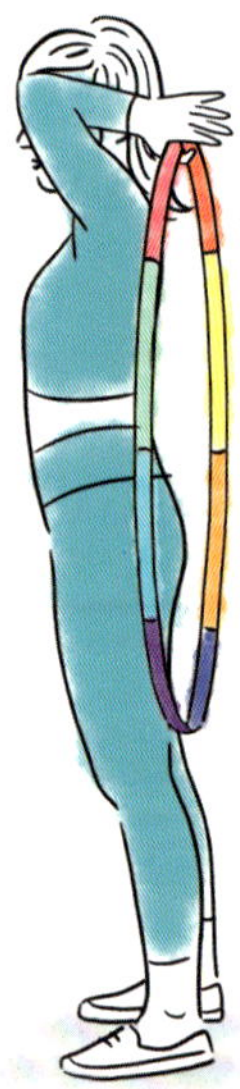

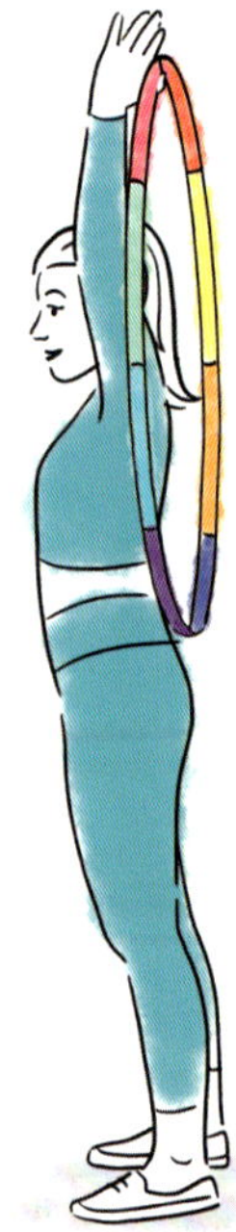

Wiederholungen:	12–15 ×
Das ist gut, weil:	Beansprucht den Trizeps. Formt die Arme
Das kann helfen gegen:	„Winkearme"
Kontraindikationen:	Verletzungen in der Schulterpartie

Variation:

Nehme die Ausgangsposition der Übung ein. Der Blick geht nach vorn, der Kopf bleibt in der Verlängerung der Wirbelsäule.
Hänge den Reifen diesmal aber nur in einen Daumen und führe die Übung einhändig durch. Wiederhole die Übung wechselseitig.

Achte darauf, deine Spannung im Beckenboden und in der Bauchmuskulatur beizubehalten und nicht in der Hüfte einzuknicken.

Mit dieser Übung kannst du „Winkearmen“ bald Adieu sagen!

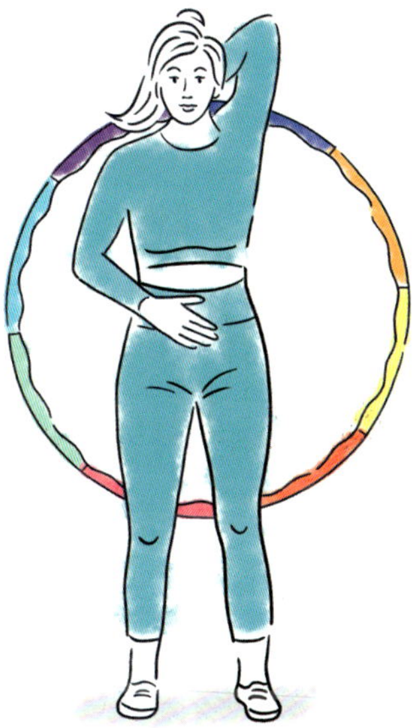

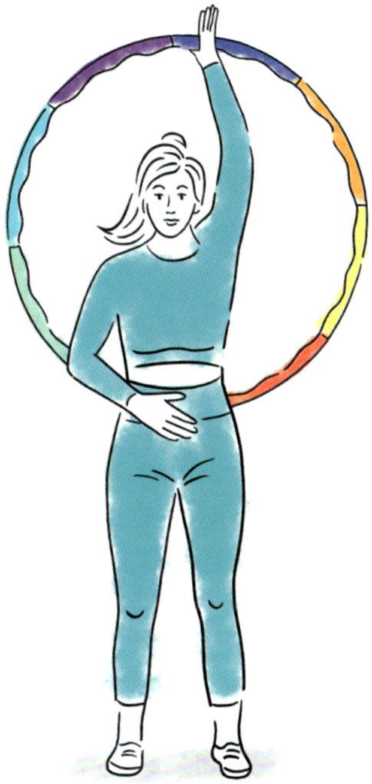

Today it hurts, tomorrow it works!

Übungen für Beine & Po

Bei deinen Fitnessübungen mit dem Reifen kannst du ihn übrigens als unterstützendes Gerät auch für Beinübungen einsetzen. Je nach Bedarf arbeitest du dann entweder mit dem Gewicht des Reifens oder er dient dir zur Stabilisierung deines Standes.

Die Beine sind sozusagen die Basis für alle deine Hula Hoop-Übungen. Dafür müssen sie auch gut in Form sein. Mit solchen Beinübungen schaffst du einen guten Ausgleich zum reinen Hullern und stärkst unter anderem deine Beinmuskulatur. Und auch hier ist natürlich wieder die Bauchspannung wichtig!

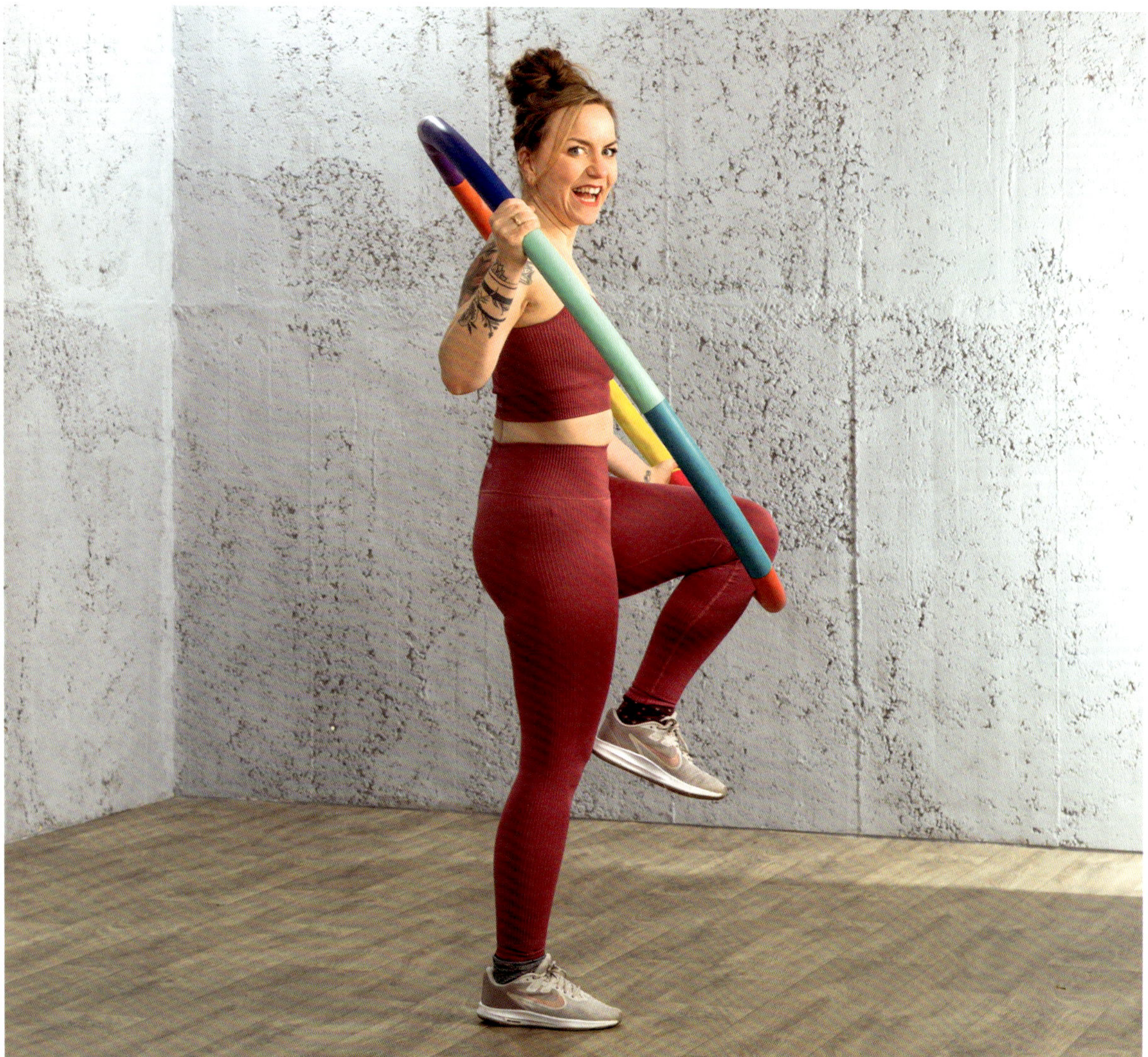

HIGH LEG RAISE

Komme in den aufrechten Stand, die Beine stehen nebeneinander. Stelle deinen Reifen neben dich, sodass er dir als seitliche, stabilisierende Stütze dient.
Verlagere dein Gewicht auf dein linkes Bein. Hebe dein rechtes Bein ausgestreckt nach oben. Achte dabei darauf, nicht in der Hüfte einzuknicken. Dein Becken soll möglichst gerade bleiben. Senke das Bein geführt langsam wieder und setze die Fußspitze auf der anderen Seite des linken Fußes ab.

Wiederhole die Übung einige Male, bevor du dann die Seite wechselst und die Übung mit dem anderen Bein durchführst.

Diese Übung kann dir helfen, muskulären Dysbalancen und Fehlstellungen vorzubeugen, denn durch das Training der Abduktoren wird das Becken dabei unterstützt, in der richtigen Position zu bleiben.

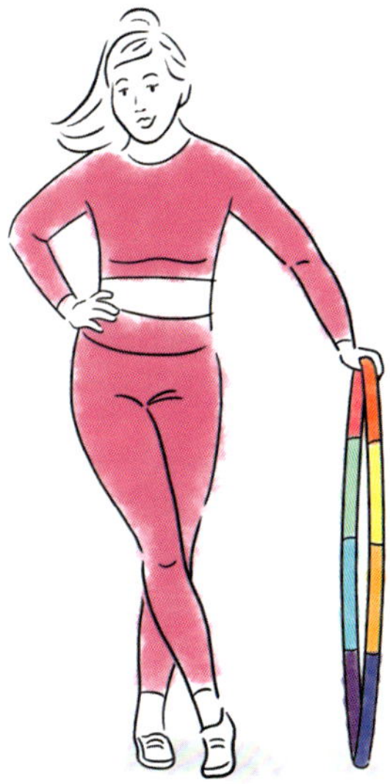

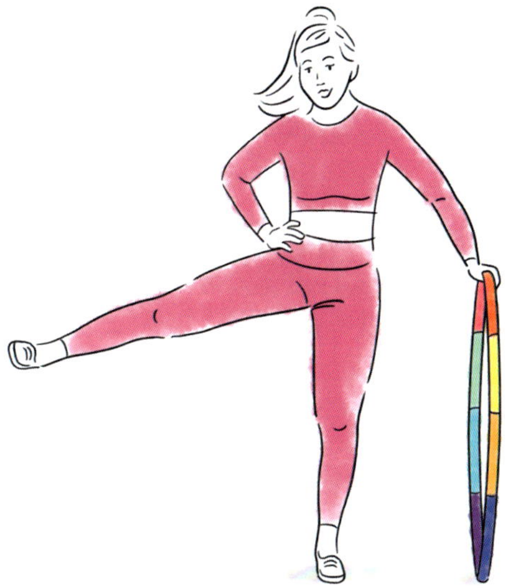

Wiederholungen:	8–12 × pro Seite
Das ist gut, weil:	Beansprucht den mittleren Gesäßmuskel, oberflächliche Fasern des großen Gesäßmuskels und den Spanner der Oberschenkelbinde
Das kann helfen gegen:	Steifheit und Dysbalancen im Beckenbereich
Kontraindikationen:	Verletzungen der Hüfte

WIDE SQUAT

Stelle deine Beine breit auf, die Zehenspitzen dürfen dabei leicht nach außen zeigen. Stelle den Reifen zur Stabilisierung vor dich hin und halte ihn fest.
Gehe nun wieder in den Squat. Diesmal gehst du aber mit dem Po in insgesamt drei Stufen nach unten und in drei Stufen auch wieder nach oben. Bei der Anzahl der Stufen kannst du variieren und diese auch erhöhen.

Schaue bei dieser Übung mit leicht gesenktem Kopf nach unten und fixiere einen Punkt am Boden vor dir.

Tipp: Baue noch mehrere Stufen ein. Wie viele schaffst Du?

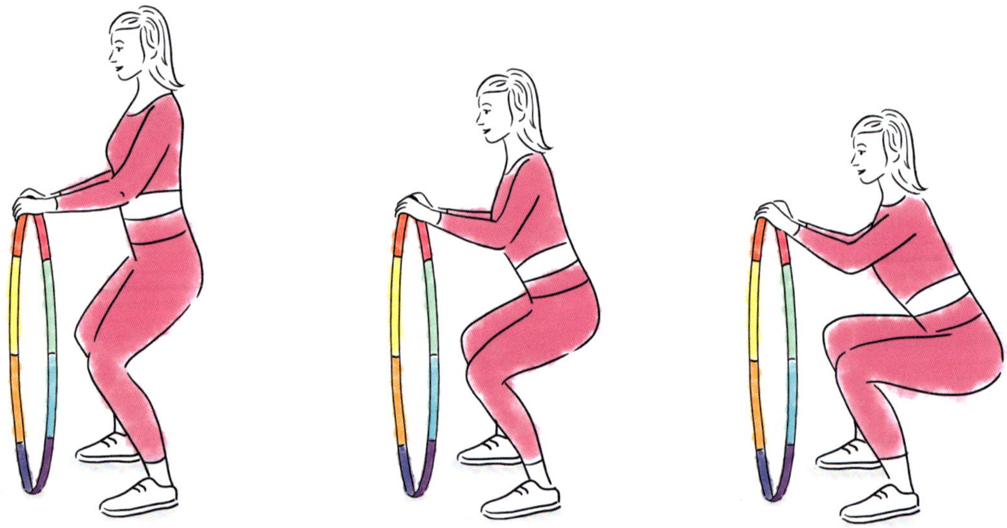

Wiederholungen:	10–12 ×, in drei Stufen nach unten und wieder nach oben
Das ist gut, weil:	Beansprucht den Vierköpfigen Beinstrecker (mit folgenden Muskeln: äußerer Schenkelmuskel, gerader Schenkelmuskel, mittlerer Schenkelmuskel, innerer Schenkelmuskel), den Bein- oder Schenkelbeuger, den großen Gesäßmuskel und den mittleren Gesäßmuskel. Formt Beine und Po
Das kann helfen gegen:	Schmerzen im unteren Rücken; mangelndes Balancegefühl
Kontraindikationen:	Knie- und Hüftleiden

WIDE TIP TOE SQUAT

Stelle dich wieder breit hin. Die Zehenspitzen zeigen ein wenig nach außen. Der Reifen steht aufrecht quer vor dir und du hältst ihn fest.
Gehe erneut in die Squat-Position. Bleibe diesmal unten und gehe dann einatmend auf die Zehenspitzen. Versuche, in dieser Position auf den Zehenspitzen zu verweilen. Lasse deinen Atem hierbei gleichmäßig fließen. Senke in der Ausatmung schließlich deine Füße wieder zu Boden.

Probiere es auch mal so: Anstatt die Übung zu halten, kannst du die Fersen auch in deinem Atemrhythmus heben und senken.

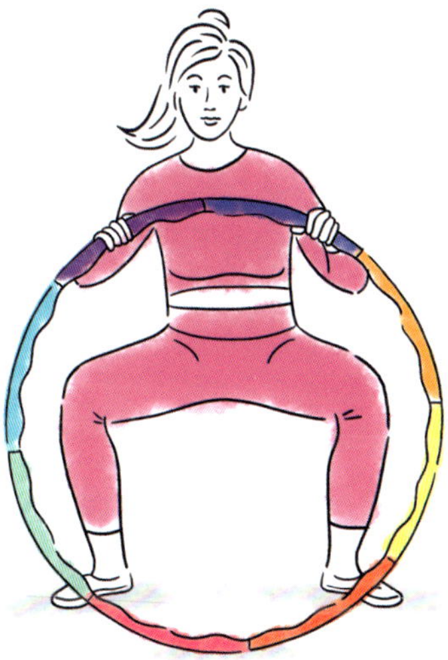

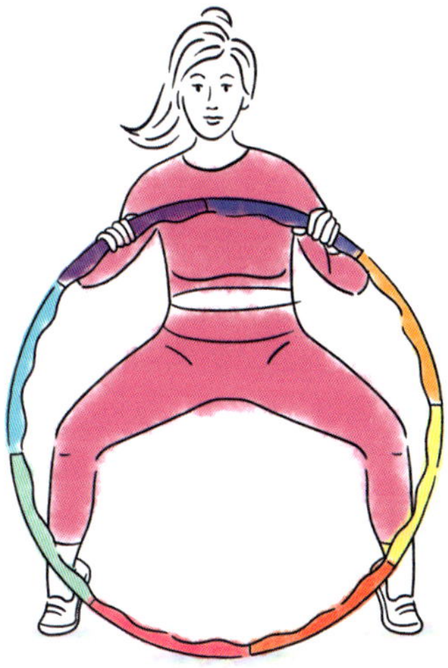

Dauer:	30 Sekunden
Das ist gut, weil:	Beansprucht den Vierköpfigen Beinstrecker, den Bein- oder Schenkelbeuger, den großen Gesäßmuskel und den mittleren Gesäßmuskel. Formt Beine, Po und Waden, trainiert Gleichgewicht und Balance
Das kann helfen gegen:	Mangelnde Koordination und Balance
Kontraindikationen:	Knie- und Hüftleiden

LUNGE

Stelle dich in die Ausgangsposition: Die Beine stehen hüftbreit. Halte Bauch und Beckenboden angespannt.
Halte den Reifen mit der linken Hand, sodass er aufrecht neben dir steht, und lege die rechte Hand in die Hüfte. Mache jetzt mit dem rechten Bein einen großen Ausfallschritt nach hinten. Der Rücken bleibt gerade und dein Kopf in der Verlängerung der Wirbelsäule mit dem Scheitelpunkt als höchste Stelle. Dein Blick geht dabei nach vorn.
Spanne nun den Bauch und den Beckenboden erneut an und gehe dann mit dem rechten Knie in gerader Linie nach unten, bis dieses fast den Boden berührt.
Komme dann langsam und geführt wieder nach oben.

Variation:
Ziehe beim Hochkommen das hintere Bein mit dem Knie voran nach vorn und oben.

Hast du manchmal Probleme, das **Gleichgewicht** zu halten? Dann ist das eine tolle Übung, dieses nebenbei zu trainieren. Bei dieser Übung musst du nämlich auch deine Bauchmuskeln anspannen, um in der wackeligen Position nicht umzufallen. Wiederhole die Übung wechselseitig ca. 15 Mal pro Bein.

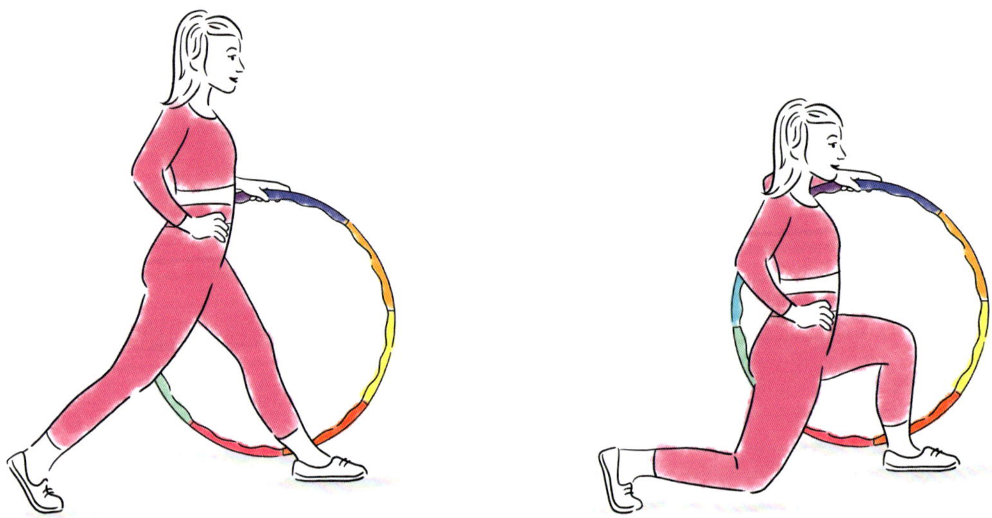

Wiederholungen:	15 × pro Bein
Das ist gut, weil:	Beansprucht den Beinstrecker, den Beinbeuger, den großen Gesäßmuskel und die Muskulatur der Waden und im Rumpf (Bauch und unterer Rücken). Kräftigt und formt Beine und Po, trainiert das Gleichgewicht
Das kann helfen gegen:	Gleichgewichtsprobleme
Kontraindikationen:	Verletzungen im Bereich des Knies

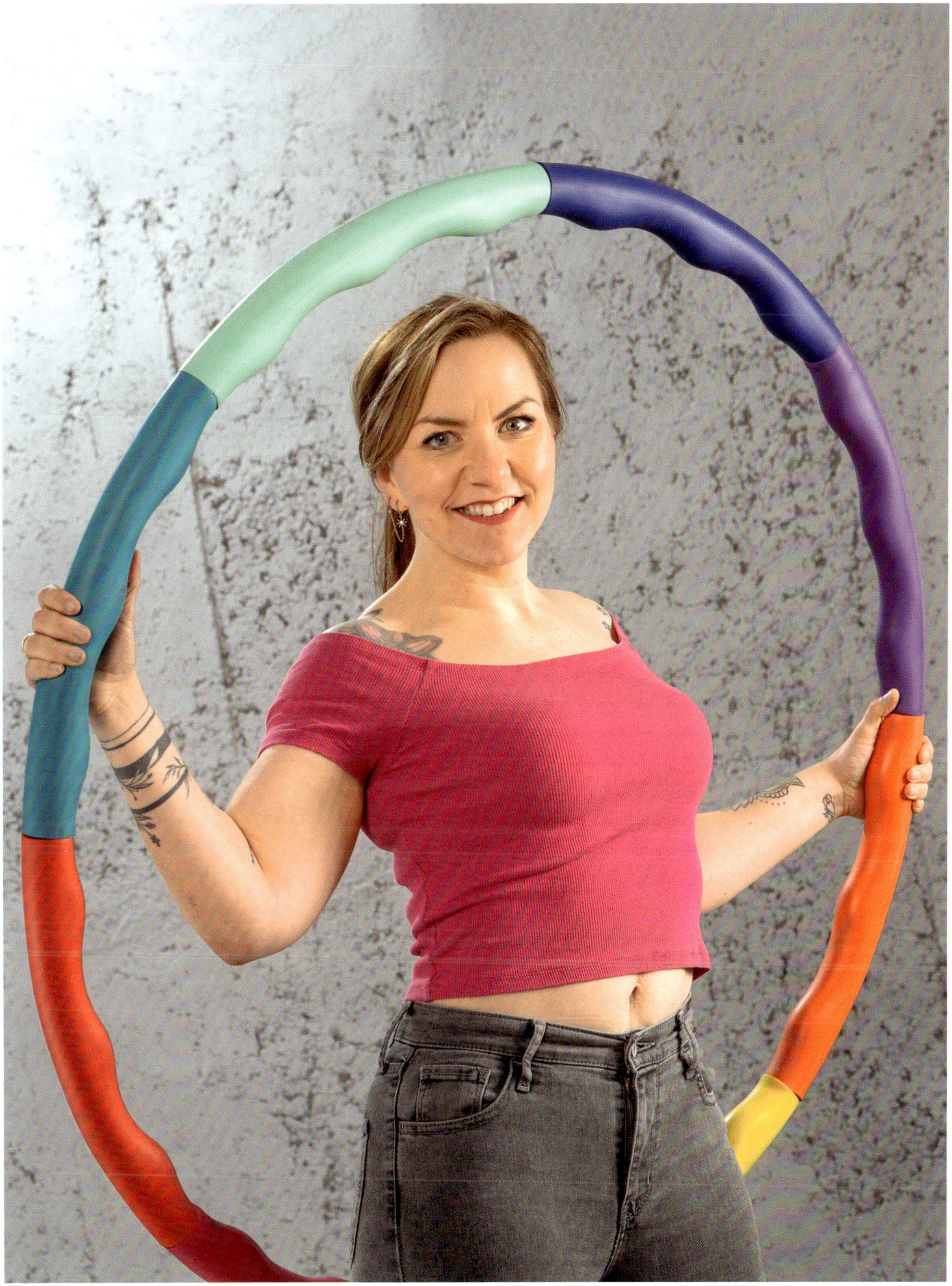

FRONT KICK

Stehe aufrecht mit geradem Rücken und tiefen Schultern. Die Füße sind eng beieinander. Hebe nun den Reifen an und halte ihn waagerecht vor dir auf Höhe des Bauchnabels. Hebe jetzt erst das gestreckte rechte Bein und tippe abwechselnd mit dem gestreckten Fuß und der Fußspitze von innen an den Reifen. Dein Standbein bleibt dabei locker und dein Rücken gerade.

Stelle das Bein zurück und wiederhole die Übung mit dem linken Bein.

Mit dieser Übung kannst du sehr gut deine Auge-Fuß-Koordination schulen. Somit wirst du auch im Alltag trittsicherer!

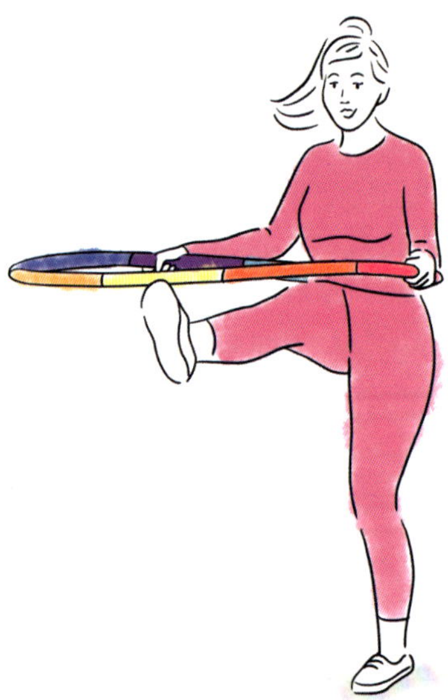

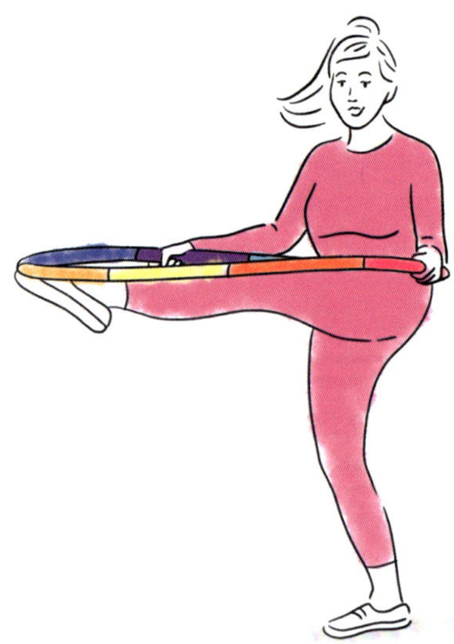

Wiederholungen:	15 × pro Bein
Das ist gut, weil:	Beansprucht die Rumpfmuskulatur und den geraden Oberschenkelmuskel. Fördert die Beweglichkeit, trainiert den Gleichgewichtssinn und die Koordination
Das kann helfen gegen:	Gleichgewichtsprobleme, mangelnde Auge-Fuß-Koordination
Kontraindikationen:	Gleichgewichtsstörungen, Schwindel

ALTERNATING KNEE RAISES

Stelle dich mit geschlossenen Beinen in deinen Reifen. Greife dann den Reifen mit der rechten und der linken Hand von außen und hebe ihn auf Hüfthöhe an. Spanne Bauch und Beckenboden an. Halte den Reifen mit gestreckten Armen parallel zum Boden, während du nun abwechselnd von einem Bein auf das andere springst. Achte dabei darauf, die Knie möglichst hoch bis zum Bauch zu ziehen.

Bist du schnell aus der Puste? Dann ran an diese Übung! Sie bringt den Puls nach oben und kann dir helfen, Ausdauer aufzubauen.

Tipp: Spiele deine Lieblingssoundtracks für mehr Rhythmus und Dynamik!

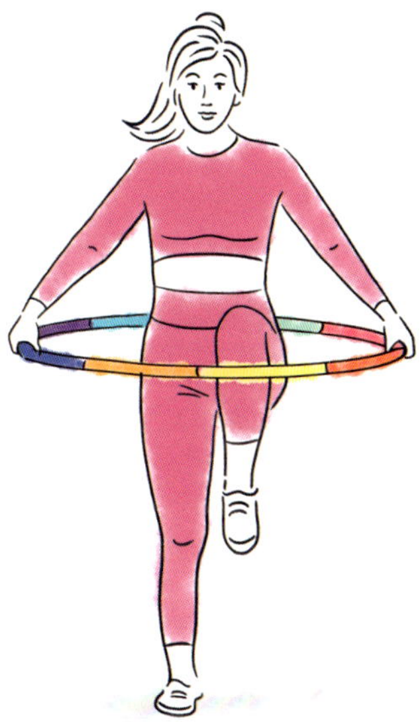

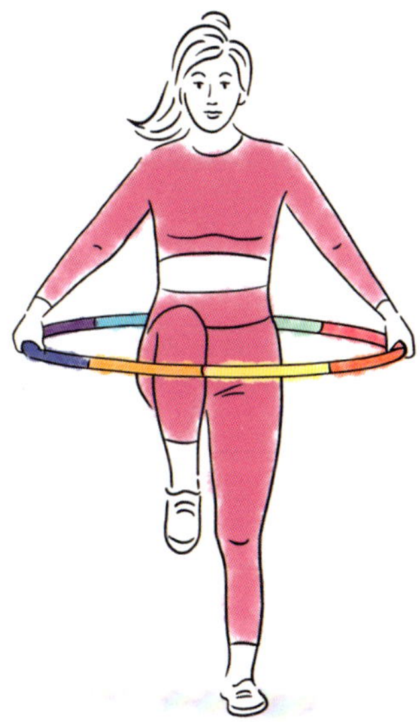

Wiederholungen:	15 × pro Bein
Das ist gut, weil:	Beansprucht die Rumpfmuskulatur, den geraden Oberschenkelmuskel und den Hüftbeuger. Trainiert deine Ausdauer
Das kann helfen gegen:	Mangelnde Kondition
Kontraindikationen:	Gleichgewichtsstörungen, Schwindel

Übungen für den Rücken

LATERAL TORSO STRETCH

Bei dieser Übung wird der große Rückenmuskel durch die Neigung zur Seite gedehnt.
Stelle dich dazu wieder in die Hula Hoop-Grundposition mit hüftbreit stehenden Beinen. Dein Kopf befindet sich in Verlängerung der Wirbelsäule und Beckenboden und Bauch sind angespannt.

Greife nun mit beiden Händen den Reifen und hebe ihn waagerecht über deinen Kopf. Lasse dabei die Schultern tief. Neige dich dann zur einen Seite nach unten. Behalte dabei die Spannung im Bauch bei und achte darauf, dass auch die gestauchte Seite kraftvoll bleibt.

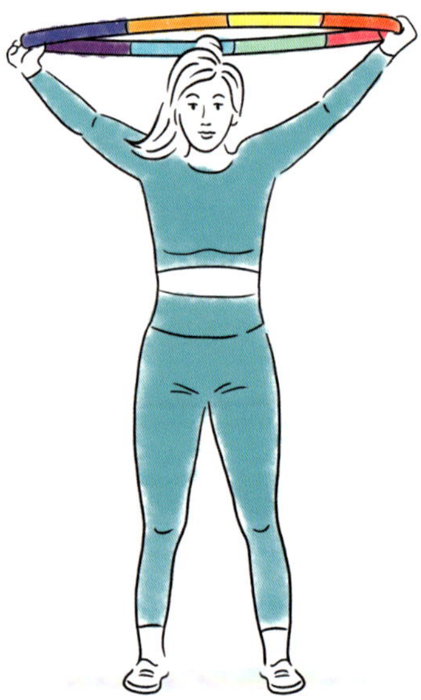

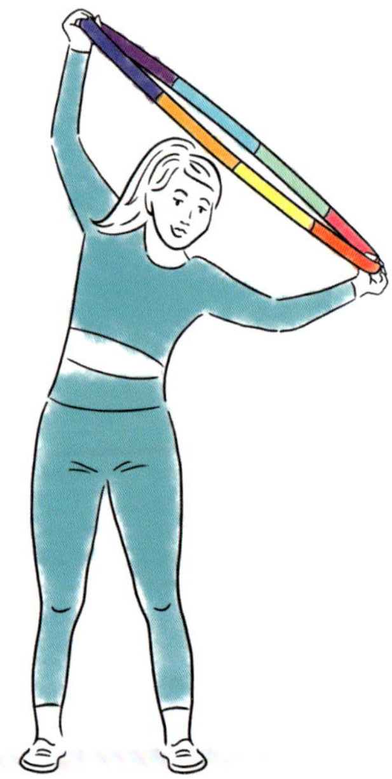

Wiederholungen:	2–5 × pro Seite bei langsamer Ausführung
Das ist gut, weil:	Beansprucht den Rückenmuskel und die quere Bauchmuskulatur. Fördert die Beweglichkeit im oberen Rückenbereich
Das kann helfen gegen:	Verspannungen im oberen Rücken
Kontraindikationen:	Verletzungen der Wirbelsäule

Komme in die Mitte zurück und wiederhole die Bewegung zur anderen Seite.
Nach ein paar Mal wirst du feststellen, dass du dich immer tiefer neigen kannst. Wichtig: Neige dich aber nur so weit, wie es sich für dich gut anfühlt!

Variation:
Übe die Bewegung in Phasen aus und halte dazwischen inne. Neige dich also ein Stück zur Seite, halte einen Atemzug inne. Neige dich dann weiter zur Seite und mache wieder einen Atemzug lang Pause.

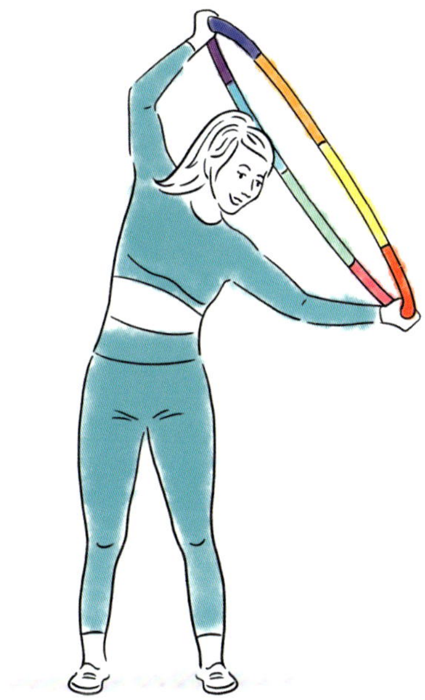

Das Leben findet außerhalb der Komfortzone statt.

TORSO TWIST

Auch bei dieser Übung geht es darum, die Muskulatur des Bauchs und des Rückens zu trainieren, indem du mit dem Gewicht des Reifens arbeitest. Stelle dich wieder aufrecht hin. Dein Kopf ist in der Verlängerung der Wirbelsäule und dein Scheitelpunkt zeigt nach oben. Deine Beine stehen hüftbreit.

Fasse den Reifen links und rechts und halte ihn mit ausgestreckten Armen vor den Körper, deine Ellbogen bleiben dabei locker.
Drehe dich dann nur im Oberkörper ausatmend nach links – der Blick geht dabei über die linke Schulter. Deine Schultern bleiben unten und tief. Komme einatmend zurück zur Mitte und drehe

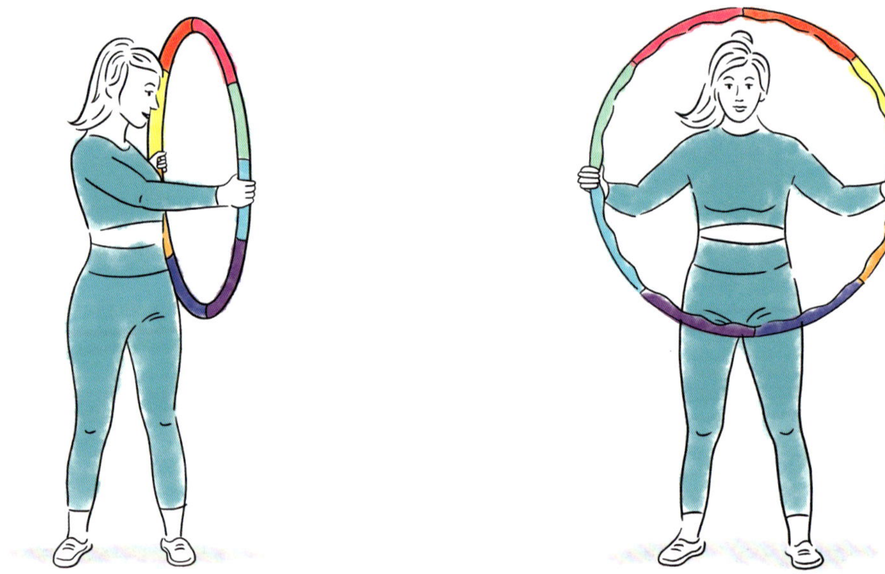

Wiederholungen:	5–8 × pro Seite, langsame Ausführung
Das ist gut, weil:	Beansprucht die seitliche Bauchmuskulatur. Fördert die Beweglichkeit der Wirbelsäule
Das kann helfen gegen:	Steifheit im Rücken und in der Wirbelsäule
Kontraindikationen:	bei ungeklärten Verletzungen der Wirbelsäule, Blutverdünner, frische Narben

deinen Oberkörper dann ausatmend nach rechts. Der Blick geht über die rechte Schulter. Wiederhole diesen Ablauf einige Male im Wechsel, wobei du darauf achten solltest, dass deine Schultern bei dieser Übung tief bleiben. Es ist wichtig, die Übung nicht mit Schwung, sondern mit Führung auszuführen.

Variation:
Noch mehr Koordination erfordert diese Übung, wenn du bei der Linksdrehung den rechten Arm nach oben und den linken Arm nach unten drehst. Und umgekehrt.

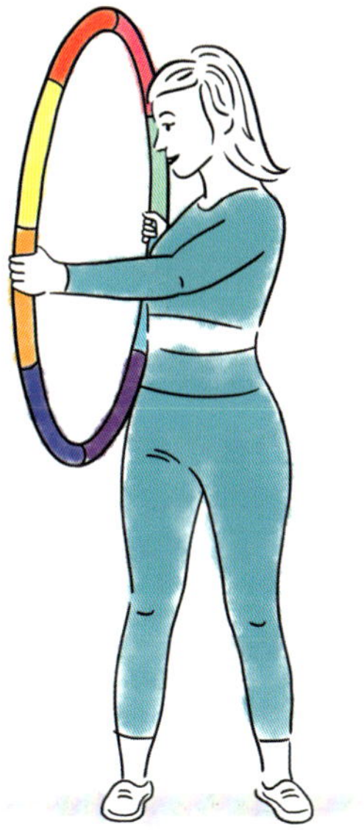

*„Wann, wenn nicht jetzt?
Wo, wenn nicht hier?
Wer, wenn nicht du?"*

nach John F. Kennedy

SHOULDER PRESS

Stelle dich aufrecht hin, dein Kopf ist in der Verlängerung der Wirbelsäule mit dem Scheitelpunkt nach oben. Stelle deine Beine hüftbreit auf, die Schultern sind tief.
Fasse den Reifen im oberen Drittel links und rechts. Ziehe ihn vor den Körper, indem du die Unterarme vor die Brust ziehst. Deine Arme liegen jetzt angewinkelt nah am Körper, der Reifen befindet sich oben in etwa Kinnhöhe.

Drücke den Reifen jetzt nach oben und über deinen Kopf, indem du die Arme durchstreckst. Die Schultern schiebst du dabei mit nach oben. Senke die Arme dann langsam wieder ab und kehre in deine Ausgangsposition mit dem Reifen auf Kinnhöhe vor dem Körper zurück. Wiederhole diesen Ablauf einige Male geführt und nicht mit Schwung. Achte darauf, während der ganzen Übung die Bauchspannung zu halten.

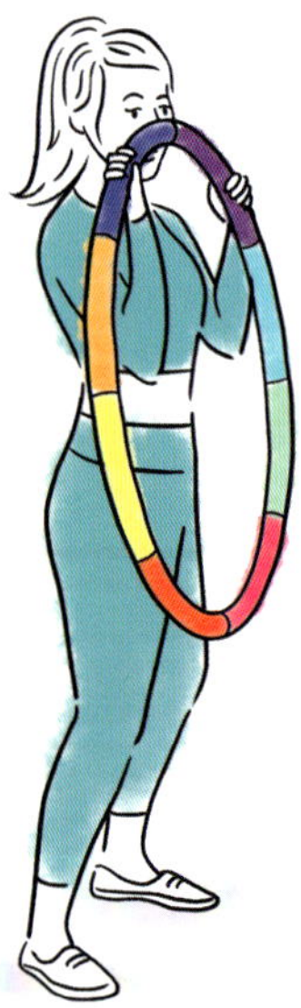

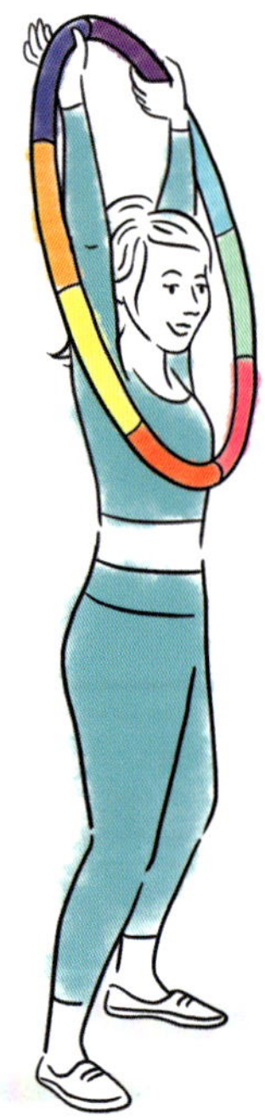

Wiederholungen:	12 ×
Das ist gut, weil:	Beansprucht die Rotatorenmanschette (Verbund mehrerer Muskeln um die Schulterpartie), die Brustmuskulatur, den Trizeps und die Rumpfmuskulatur. Kräftigt die Schultern; formt Arme und Schultern
Das kann helfen gegen:	Nach vorn hängende Schultern, Rundrücken, z. B. durch langes Sitzen
Kontraindikationen:	Verletzungen der Schulterpartie

SHOULDER PULL BACK

Komme in den aufrechten Stand und stelle die Beine hüftbreit auf. Der Blick geht nach vorn. Fasse den Reifen von mittig links und rechts und halte ihn vor deinen Körper.
Führe den Reifen nun mit leichtem Druck gerade nach vorn und baue Spannung in den Armen auf. Ziehe im nächsten Schritt den Reifen kraftvoll zurück und so nah wie möglich vor den Körper. Drücke hierbei deine Schulterblätter eng zusammen und die Brust nach vorn.
Wiederhole die Übung einige Male und bleibe dabei in der Konzentration. Spüre anschließend bewusst die Übung nach. Wie fühlt sich dein Schulterbereich nach der Übung jetzt an?

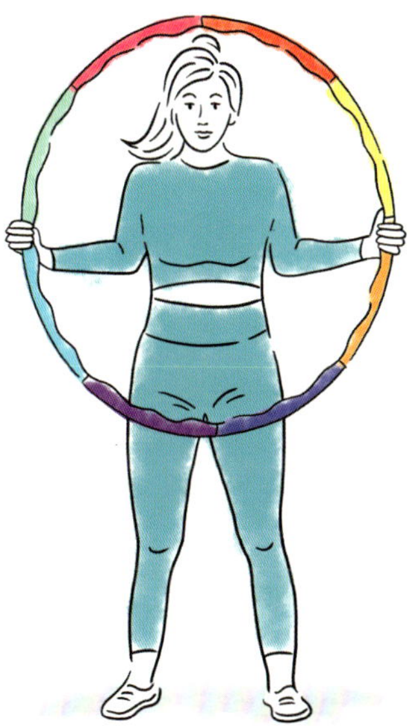

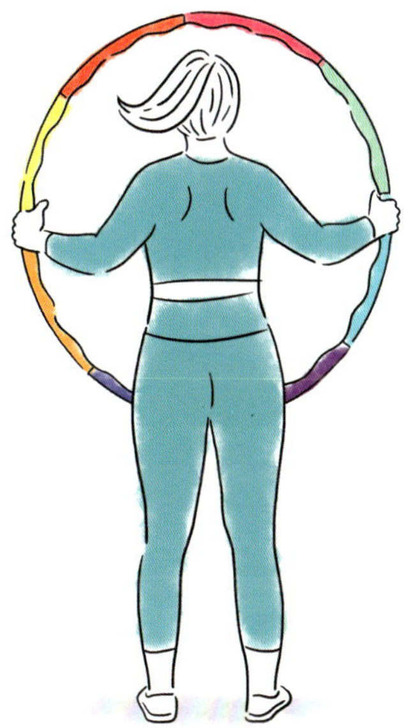

Wiederholungen:	10–20 ×
Das ist gut, weil:	Beansprucht den großen Rückenmuskel, den Trapezmuskel sowie unterstützend die Muskeln rund um das Schulterblatt. Fördert die Beweglichkeit in Oberkörper und Schulterbereich, trainiert eine aufrechte Haltung
Das kann helfen gegen:	Nach vorn hängende Schultern, Rundrücken, z. B. durch langes Sitzen
Kontraindikationen:	Schulterverletzungen

ROTATING HOOP

Stelle deine Beine etwas weiter als schulterbreit auf. Greife den Reifen mit beiden Händen links und rechts und hebe ihn vor deinen Körper und nach vorn.
Gehe nun in eine leichte Kniebeuge (Squat). Deine Fußspitzen bleiben hinter deinen Knien und sind leicht nach außen gerichtet. Dein Rücken bleibt gerade. Spanne den Beckenboden bewusst an.
Drehe dann den Reifen langsam nach links und führe den Oberkörper in der Bewegung mit. Verweile kurz in der Seitwärtsstellung, dann führe die Bewegung zur rechten Seite hin aus. Wiederhole die Übung einige Male.

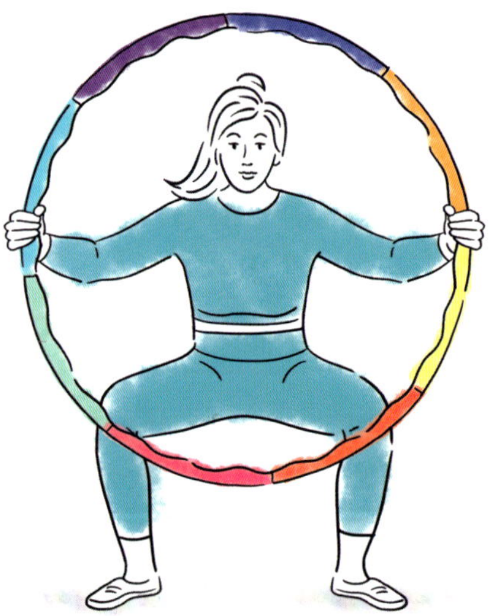

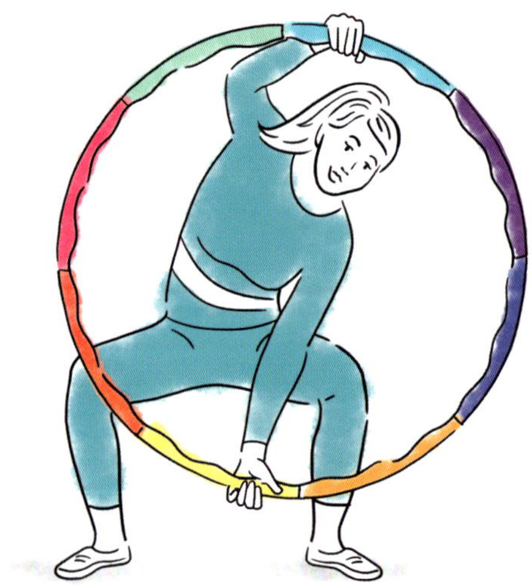

Wiederholungen:	8–10 × pro Seite, langsame Ausführung
Das ist gut, weil:	Mobilisiert die Brustwirbelsäule, fördert die Beweglichkeit im oberen Rücken
Das kann helfen gegen:	Schmerzen im oberen und mittleren Rückenbereich
Kontraindikationen:	Verletzungen der Wirbelsäule

JIGGLING HOOP

Stelle deine Beine hüftbreit auf. Halte den Reifen von außen links und rechts umfasst und hebe ihn vor deinen Körper.
Gehe nun wieder in den Squat. Der Po ist tief, der Rücken möglichst gerade und die Bauchmuskulatur sowie der Beckenboden sind angespannt. Jetzt schüttele den Reifen so kräftig du kannst und achte dabei darauf, die Ellenbogen währende dieser Übung nicht ganz durchzustrecken.

Variation:
Versuche, den Reifen während der Bewegung zusammen zu schieben oder auseinander zu ziehen.

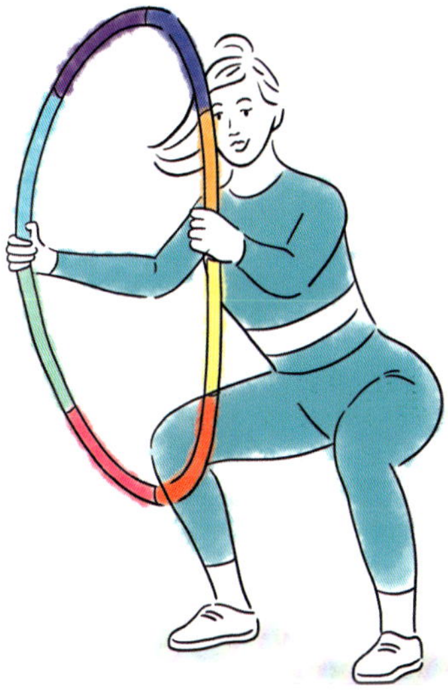

*„Wer immer tut,
was er schon kann,
bleibt immer das,
was er schon ist."*

Henry Ford

Dauer:	45 Sekunden
Das ist gut, weil:	Beansprucht die Brustmuskulatur und die Schultermuskulatur. Trainiert den Gleichgewichtssinn und fördert die Körperspannung
Das kann helfen gegen:	Mangelnde Körperspannung
Kontraindikationen:	Verletzungen der Schulterpartie

ROLLING HOOP

Stelle dich mit gespreizten Beinen hin. Deine Fußspitzen zeigen dabei leicht nach außen. Stelle deinen Reifen aufrecht vor dir hin und halte ihn mit beiden Händen im oberen Viertel fest. Halte dabei die Arme gestreckt und bleibe in den Knien locker. Achte zudem darauf, im Rücken gerade zu bleiben.

Rolle im nächsten Schritt langsam und geführt den Reifen in einen Halbkreis nach links, wieder zurück zur Mitte und dann nach rechts. Wiederhole die Übung einige Mal zu beiden Seiten und lasse dabei deinen Atem gleichmäßig fließen.

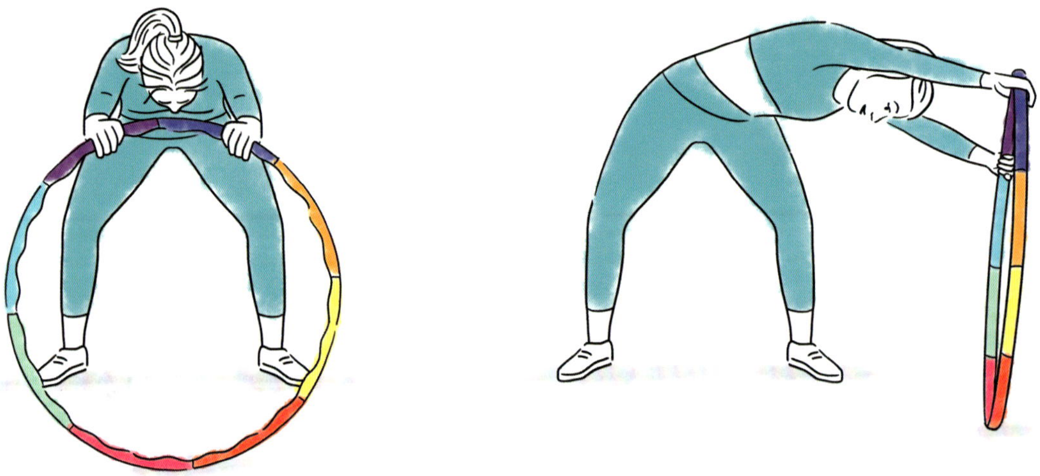

Wiederholungen:	8 ×
Das ist gut, weil:	Beansprucht den großen Rückenmuskel, den geraden und den queren Bauchmuskel. Fördert die Beweglichkeit der Wirbelsäule
Das kann helfen gegen:	Steifheit im unteren Rücken
Kontraindikationen:	akute Rückenschmerzen im Lendenwirbelbereich

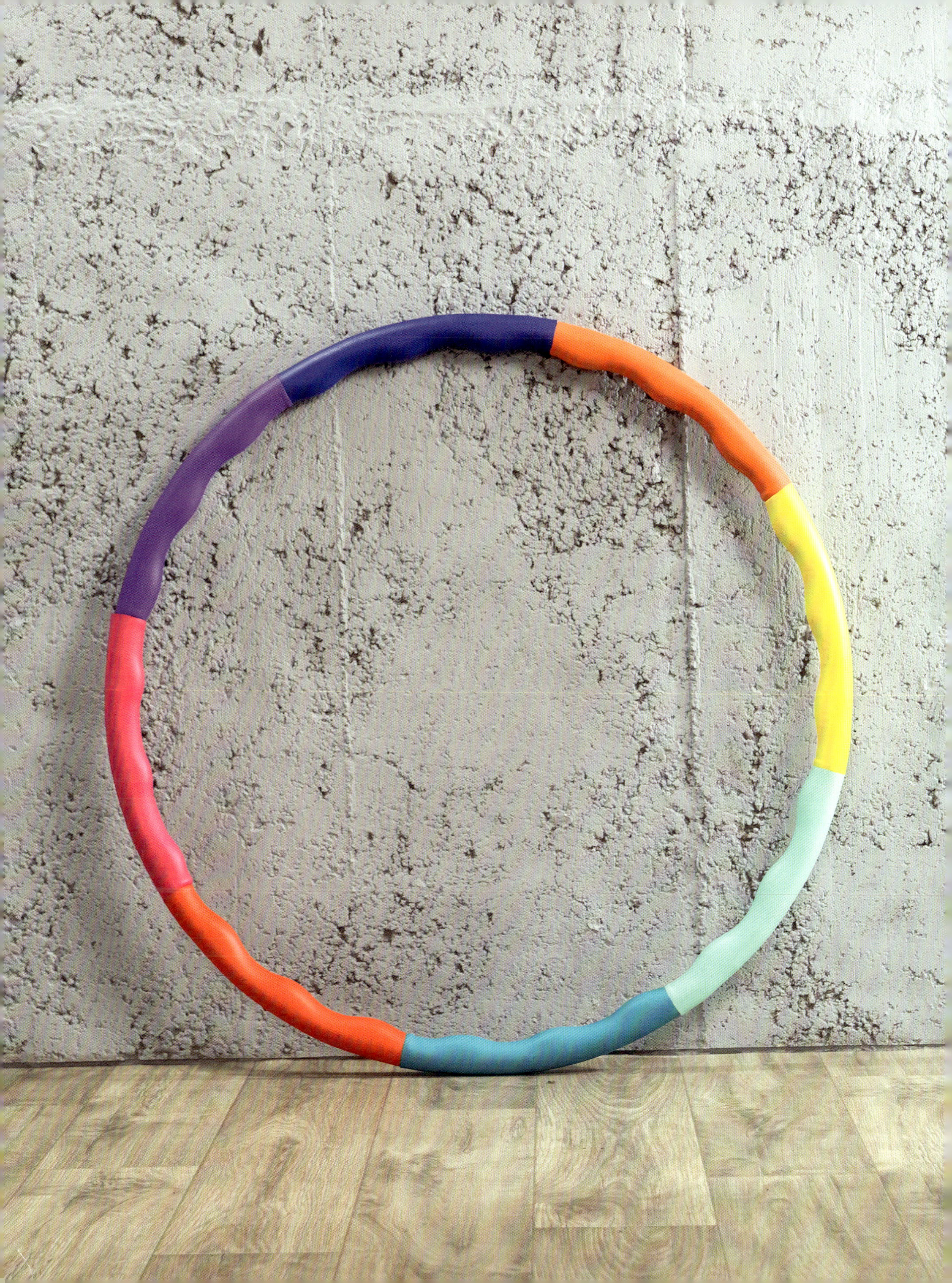

Übungen für Bauch & Beckenboden

Die Beckenbodenmuskulatur ist von außen nicht sichtbar. Oft hat man auch noch nichts davon gehört, wenn man noch kein Kind bekommen und deshalb noch nicht in der Schwangerschaftsgymnastik war.
Dabei ist diese unauffällige Gruppe von Muskeln unglaublich wichtig. Sie schließt unsere Beckenhöhle nach unten hin ab und hält die inneren Organe. Die Beckenbodenmuskulatur unterstützt uns so in der aufrechten Haltung und kann – gut durchblutet und trainiert – zu einer gesteigerten Empfindung in der Sexualität führen. Der Beckenboden macht seine Arbeit von alleine, aber man kann die Muskulatur auch bewusst trainieren. Unter anderem kann man ihn bewusst an- und entspannen. Das Anspannen ist entscheidend zur Sicherung der Kontinenz, und bei Frauen stützt er während einer Schwangerschaft die Gebärmutter. Außerdem spannt sich der Beckenboden reflexartig an, wenn wir z. B. niesen, husten oder lachen. Und auch wenn wir etwas Schweres tragen, spannt sich automatisch der Beckenboden an und stützt so Bauch- und Rückenmuskulatur.
Wenn du dich wenig bewegst und viel sitzt oder übergewichtig bist, schwächt das deinen Beckenboden. Auch Schwangerschaft und Geburt können zu einer Schwächung führen.
Aber zum Glück gibt es viele Übungen, mit denen du deine Beckenbodenmuskulatur stärken kannst. Dazu gehören auch Übungen, mit denen du das statische und das dynamische Gleichgewicht übst. Und das passiert beim Hullern sozusagen automatisch.
Ein stabiler Beckenboden braucht auch ein stabiles Muskelkorsett. Hier kommen die Bauchmuskeln ins Spiel: Die oberflächlichen und die tiefen Bauchmuskeln umschließen zusammen mit den Rückenmuskeln den Rumpf und sorgen für eine aufrechte Haltung. Das wiederum entlastet den Beckenboden.
Achte aber besonders bei den Übungen für den Beckenboden darauf, was dir guttut. Und wie vorn schon einmal gesagt: Wenn du dir unsicher bist, frage deine Ärztin oder deinen Arzt.

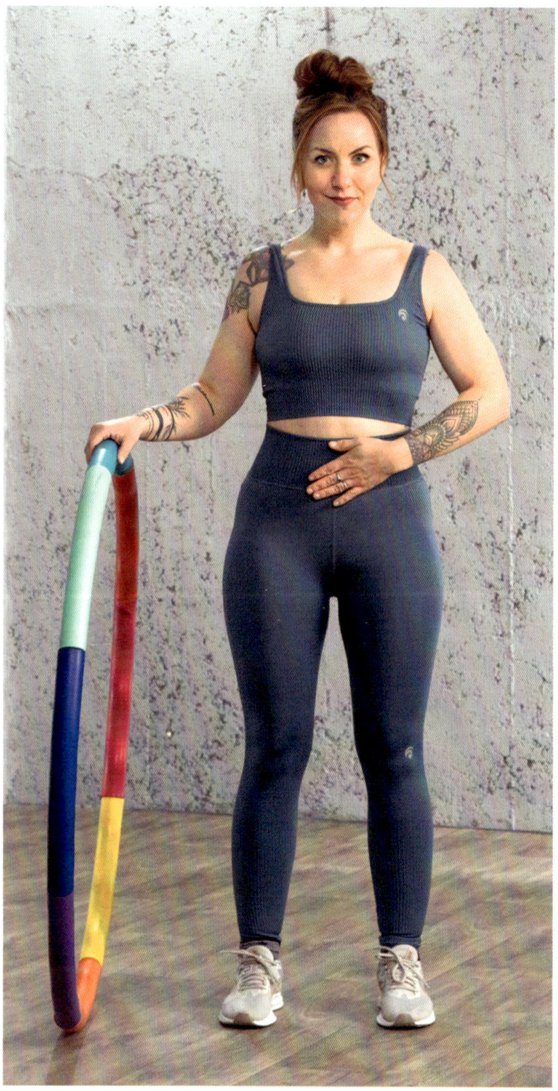

SIDESTEP HULA

Bei diesem Bewegungsablauf während des Hullerns machst du große Schritte zur Seite hin. Stelle dich in die Ausgangsposition mit hüftbreit stehenden Füßen. Spanne wie gewohnt Bauch und Beckenboden an und beginne mit dem Hullern. Deine Arme bleiben angewinkelt am Körper, du kannst sie aber auch gestreckt nach oben führen. Verlagere dein Gewicht auf das linke Bein und mache mit dem rechten Bein einen großen Ausfallschritt nach rechts. Ziehe nach einem Schritt zur Seite immer den anderen Fuß nach und komme so in eine fließende Bewegung. Wiederhole diesen Bewegungsablauf zur anderen Seite. Konzentriere dich auf die Koordination deiner Beine und lasse den Atem in der Bewegung fließen.

Variation:

Mache zwei oder mehr Schritte in eine Richtung und wieder zurück.

Du kannst auch abwechselnd Sidesteps und High Knees machen, das ist dann fast schon eine kleine Choreografie!

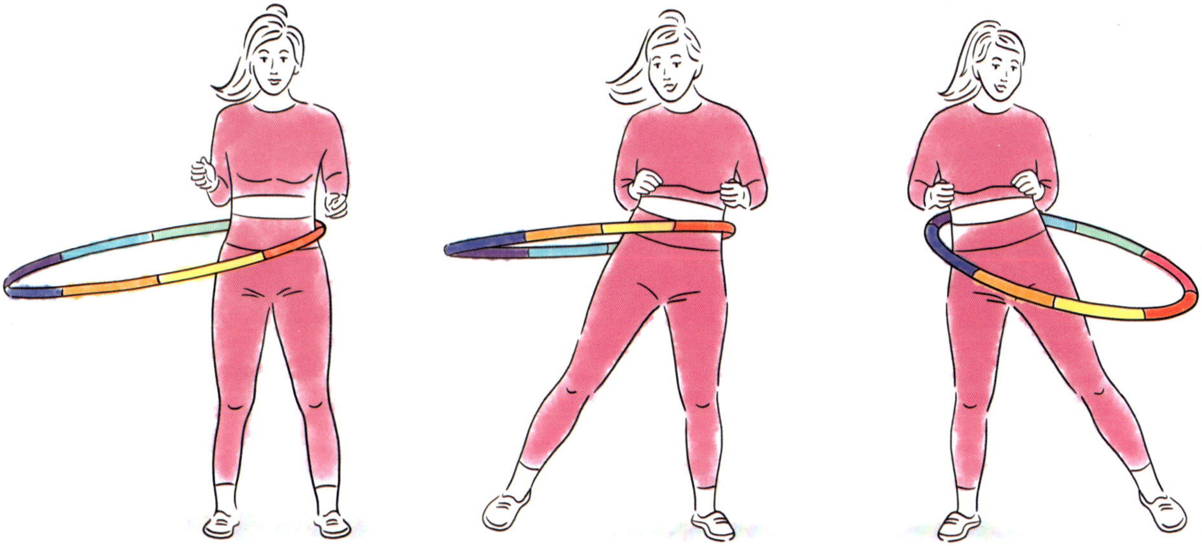

Wiederholungen:	5 × pro Seite
Das ist gut, weil:	Beansprucht den geraden Bauchmuskel und die Beckenbodenmuskulatur. Kräftigt den Rumpf, trainiert die Koordination
Das kann helfen gegen:	Fehlende Körperspannung
Kontraindikationen:	Schwangerschaft, bei ungeklärten Verletzungen der Wirbelsäule, Blutverdünner, frische Narben

HULA HOOP TOE TIP

Hullern muss keineswegs statisch sein – im Gegenteil. Mit etwas zusätzlicher Beinarbeit tust du auch etwas für eine bessere Durchblutung deiner Beine. Selbst kleine Bewegungen tragen bereits dazu bei. Komme in die Ausgangsstellung: Deine Füße stehen hüftbreit, Bauch und Beckenboden sind angespannt. Beginne mit dem Hullern. Verlagere nun dein Gewicht auf ein Bein und tippe mit der anderen Fußspitze nach vorn. Komme wieder zurück und tippe mit der anderen Fußspitze nach vorn. Mache die Bewegung abwechselnd mit beiden Beinen, während du hullerst. Deine Arme hältst du dabei angewinkelt am Körper.

Achte auf eine aufrechte Haltung: Der Kopf bleibt in der Verlängerung der Wirbelsäule. Die Schultern bleiben locker. Achte zudem darauf, die Spannung im Bauch zu halten und beim Standbein im Knie locker zu bleiben.

Versuche in einen rhythmischen Bewegungsablauf zu kommen und lasse deinen Atem im Rhythmus deiner Bewegung fließen.

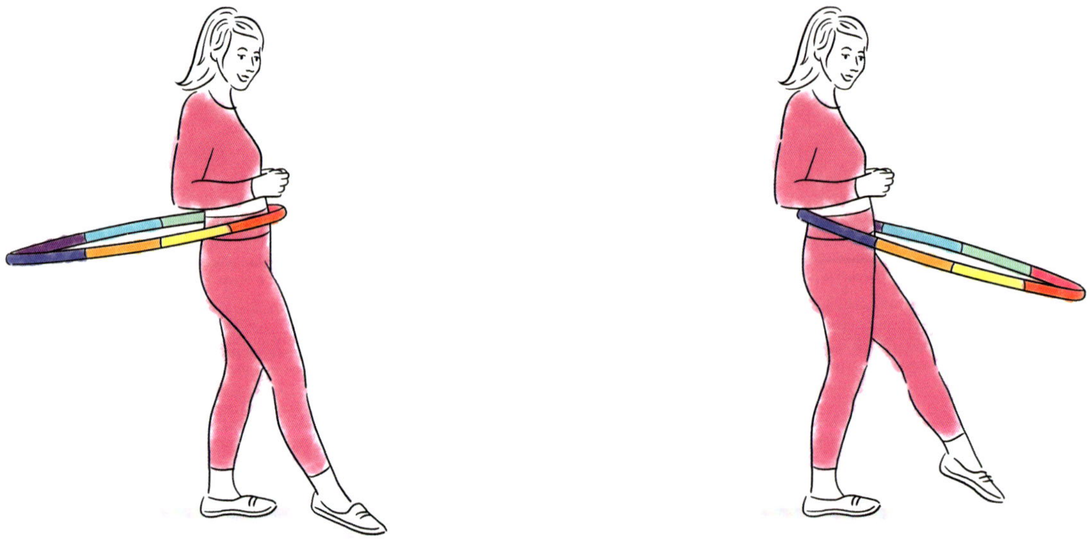

Wiederholungen:	5–10 × pro Seite
Das ist gut, weil:	Beansprucht den geraden Bauchmuskel und den Beckenboden. Fördert beim Hullern die Durchblutung der Füße, trainiert den Gleichgewichtssinn
Das kann helfen gegen:	Eingeschlafene Füße, mangelnde Koordination
Kontraindikationen:	Schwangerschaft, bei ungeklärten Verletzungen der Wirbelsäule, Blutverdünner, frische Narben

SINGLE LEG HULA

Bei dieser Übung kommst du in die Bewegung und trainierst dein Gefühl für Balance.
Stelle dich in die Ausgangsposition: Bein hüftbreit und Bauch und Beckenboden angespannt.
Beginne mit dem Hullern.
Verlagere dein Körpergewicht auf das linke Bein. Beuge nun das rechte Bein und hebe den Fuß nach hinten an. Probiere aus, wie hoch du den Fuß nehmen kannst. Halte diese Position ein paar Umdrehungen und stelle dann deinen Fuß zurück. Wiederhole die Übung auf dem rechten Bein.

Tipp: Für eine bessere Balance fixiere mit den Augen einen Punkt an der gegenüberliegenden Wand.

Variation:
Besonders anspruchsvoll für die Balance wird diese Übung, wenn du dabei auf die Zehenspitzen gehst. Lasse dich aber nicht entmutigen, falls dir das nicht sofort gelingt – Übung macht auch hier den Meister! Du kannst auch probieren, den Reifen nicht in der Taille, sondern auf der Hüfte zu kreisen.

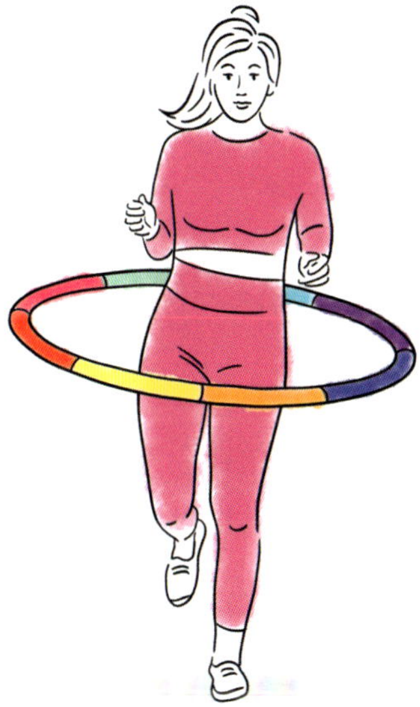

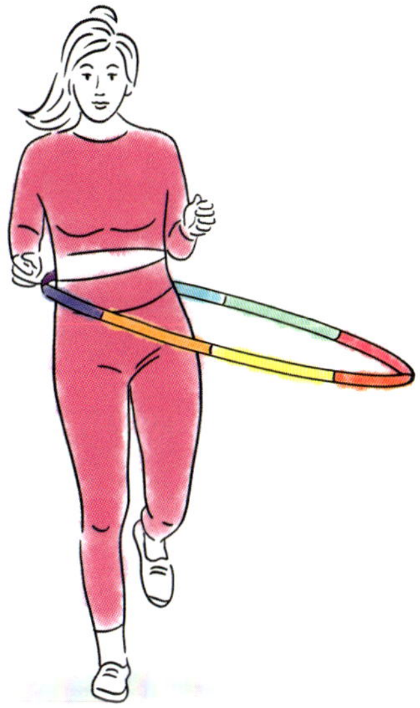

Dauer:	30–45 Sekunden
Das ist gut, weil:	Beansprucht den Zwillingswadenmuskel und den Schollenmuskel. Trainiert die Muskulatur des Beckenbodens und die Wadenmuskulatur, schult den Gleichgewichtssinn,
Das kann helfen gegen:	Fehlende Kraft und Balance, schwache Wadenmuskulatur
Kontraindikationen:	Schwangerschaft, bei ungeklärten Verletzungen der Wirbelsäule, Blutverdünner, frische Narben

ASSISTED V-SIT

Für diese Übung ist eine rutschfeste Unterlage hilfreich, z. B. eine Yoga- oder Gymnastikmatte. Lege dich auf den Rücken und halte den Reifen mit den Händen fest. Stelle deine Fußsohlen von innen an den Reifen und hebe deine Beine angewinkelt an, sodass Oberschenkel und Unterschenkel wie eine Treppenstufe etwa einen 90-Grad-Winkel bilden.
Baue Spannung auf, indem du mit den Füßen leicht gegen den Reifen drückst, während du ihn mit den Händen Richtung Kopf ziehst. Dabei strecken sich deine Beine etwas. Ziehe den Bauchnabel nach innen.
Hebe nun den Oberkörper so weit vom Boden ab, dass nur noch dein Po den Boden berührt. Deine Beine sind nicht durchgestreckt. Achte darauf, im Nacken nicht zu verkrampfen. Halte die Position einige ruhige Atemzüge lang.
Rolle dich dann vorsichtig nach hinten und ziehe dabei den Reifen wie abgebildet zu dir hin. Auch jetzt sind deine Beine im Reifen angewinkelt.
Nun kannst du durch das Anspannen deines Bauches und das Verlagern deines Gewichts nach vorn wieder in die Ausgangsposition zurückkommen.
Wiederhole beide Schritte etwa 15 Mal.
Lege dich dann flach auf den Boden und lasse den Reifen los. Spüre im Bauchraum nach.

Variation:
Löse abwechselnd ein Bein vom Reifen und strecke es gerade nach vorn.

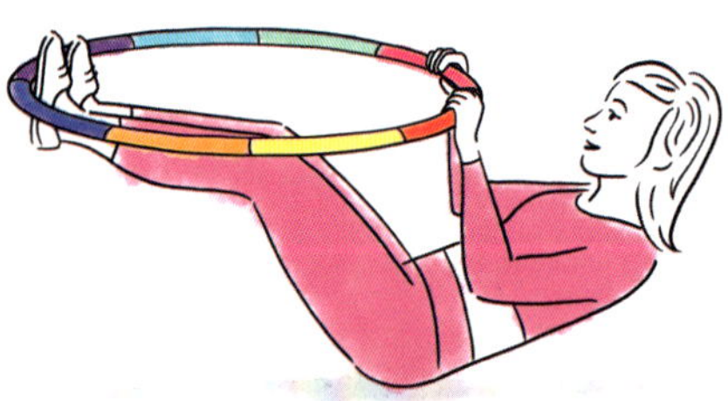

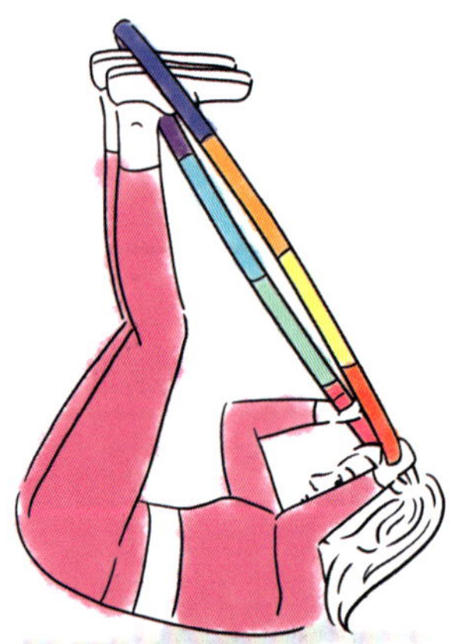

Wiederholungen:	15 ×
Das ist gut, weil:	Beansprucht den geraden und den queren Bauchmuskel. Stärkt den quadratischen Lendenmuskel und strafft den Bauch
Das kann helfen gegen:	Rückenschmerzen und Verspannungen durch langes Sitzen
Kontraindikationen:	Schwangerschaft

HOOP CRUNCHES

Auch bei dieser Übung ist eine rutschfeste Unterlage ideal.
Lege dich auf den Boden auf deine Unterlage und stelle die Füße vor dem Po auf. Der Reifen liegt knapp hinter deinem Kopf auf dem Boden. Greife den Reifen nun mit beiden Händen zu beiden Seiten deines Kopfes. Komme mit dem Oberkörper nach oben und nimm dabei den Reifen mit. Die Ellbogen ziehen Richtung Knie.
Das Gewicht des Reifens macht diese Crunches schön intensiv!

Variation:
Den Crunch kannst du auch statisch ausführen. Dabei verharrst du einfach in der angehobenen Position und hältst die Bauchspannung so lange, bis du nicht mehr kannst.

Durch die **Stärkung der Bauchmuskulatur** entlastest du den Rücken, genauer gesagt den Lendenwirbelbereich. Das hilft dir dabei, Rückenschmerzen vorzubeugen oder auch zu lindern. Und du wirkst mit dieser Isolationsübung einem Hohlkreuz entgegen.

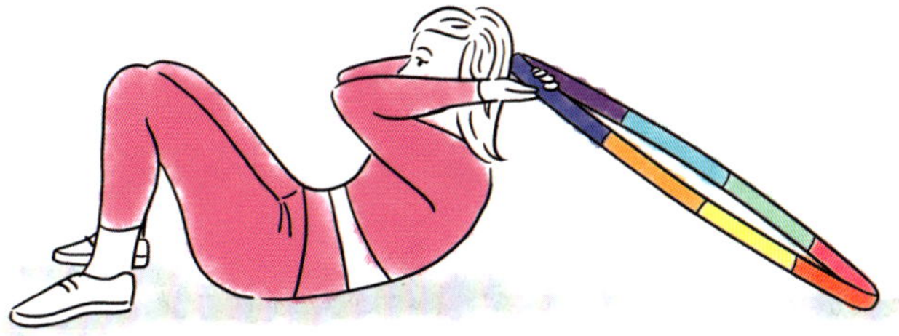

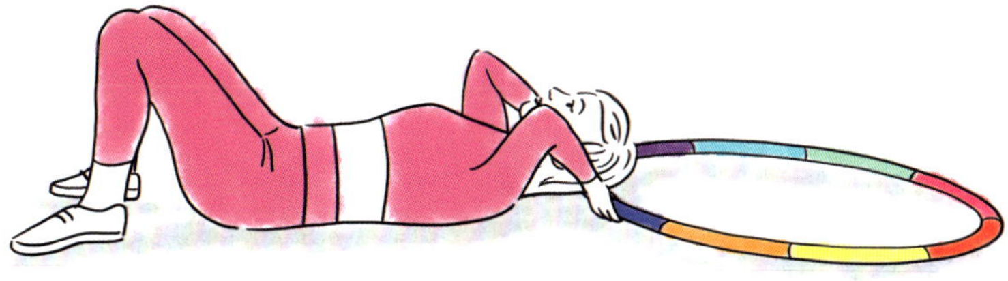

Wiederholungen:	8–12 ×
Das ist gut, weil:	Beansprucht den geraden Bauchmuskel. Strafft den Bauch, beugt Hohlkreuz vor
Das kann helfen gegen:	Rückenschmerzen
Kontraindikationen:	Schwangerschaft

GLUTE BRIDGE

Auch hier ist eine rutschfeste Unterlagen, wie eine Yoga- oder Gymnastikmatte, hilfreich.
Lege dich flach auf den Rücken. Die Arme liegen dicht am Körper. Stelle die Beine auf deiner Matte etwa hüftbreit auf.
Lege den Reifen wie abgebildet auf deinen Bauch, sodass deine Knie etwa in der Mitte des Reifens sind und du den Reifen auf Höhe deines Bauchnabels gut mit den Händen greifen kannst.
Spanne deine Bauchmuskulatur an, indem du deinen Bauch in Richtung Rücken ziehst, und drücke deinen unteren Rücken fest auf die Matte.
Hebe dein Becken jetzt vom Boden ab, spanne deinen Po an und denke weiterhin daran, den Bauchnabel in Richtung Rücken zu ziehen. Halte die Position einige ruhige Atemzüge lang.
Senke dein Becken dann langsam wieder ab und rolle Wirbel für Wirbel auf der Matte ab, bis du wieder in der Ausgangsposition angekommen bist.
Wiederhole die Übung ca. 10–15 Mal.

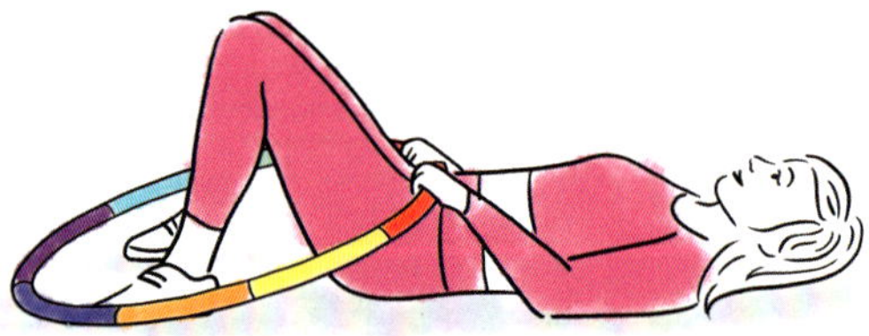

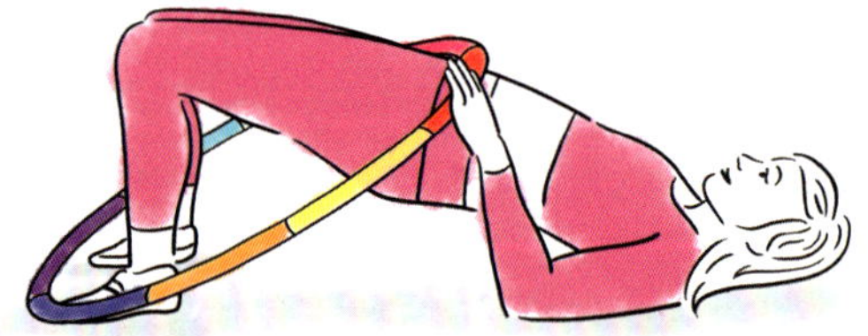

Wiederholungen:	15 ×
Das ist gut, weil:	Beansprucht den Quadrizeps, deine Gesäßmuskulatur und die Hamstrings. Stärkt den unteren Rücken, den Po und die Beckenbodenmuskulatur
Das kann helfen gegen:	Rückenschmerzen, Blasenschwäche, Gebärmuttersenkung
Kontraindikationen:	Akute Rückenschmerzen

SINGLE LEG GLUTE BRIDGE

Etwas anstrengender ist es, wenn du dein Gewicht während der Übung auf nur ein Bein verlagerst.
Lege dich wieder flach auf den Rücken, mit den Armen dicht am Körper. Die Beine stehen etwa hüftbreit vor deinem Po auf der Matte.
Lege den Reifen wie bei der Glute Bridge auf deinen Bauch und halte ihn mit den Händen fest. Spanne wieder deine Bauchmuskulatur an und drücke deinen unteren Rücken fest auf die Matte. Hebe dann dein Becken vom Boden ab und spanne dabei deinen Po an.
Wenn du stabil stehst, strecke das andere Bein gerade nach oben, sodass deine Oberschenkel ungefähr parallel bleiben.
Keine Sorge, es ist normal, wenn du in dieser Variante dein Becken nicht so weit anheben kannst!

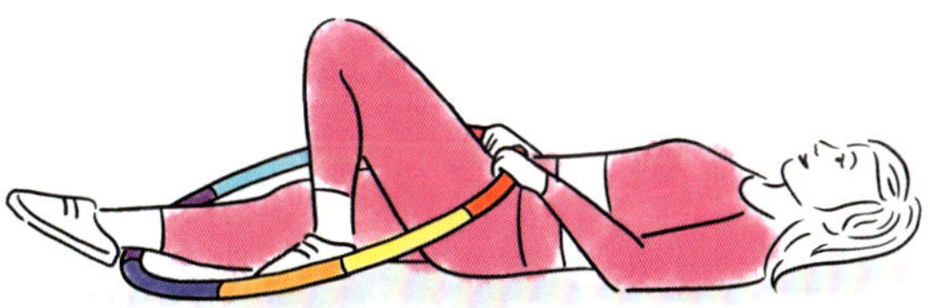

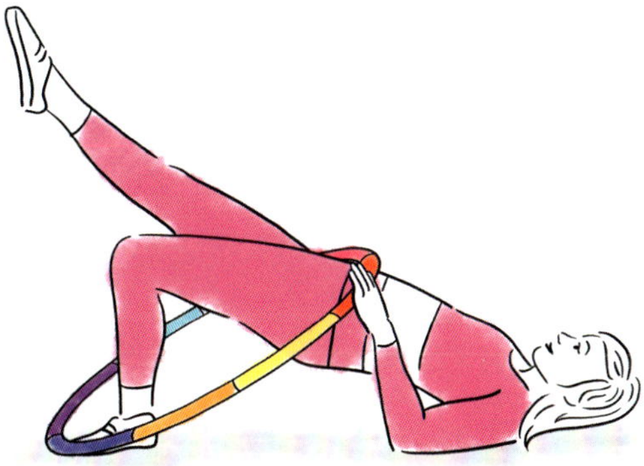

Wiederholungen:	15 × pro Seite
Das ist gut, weil:	Beansprucht den Quadrizeps, deine Gesäßmuskulatur und die Hamstrings. Stärkt die Beckenbodenmuskulatur sowie den unteren Rücken und den Po, trainiert die Balance
Das kann helfen gegen:	Rückenschmerzen, Blasenschwäche, Gebärmuttersenkung
Kontraindikationen:	Akute Rückenschmerzen

Workouts

Besonders effektiv ist das Hullern, wenn du eine Abfolge von verschiedenen Übungen durchführst. Dazu findest du hier zwei Workouts zusammengestellt, ein etwas einfacheres Workout und ein fortgeschrittenes. Natürlich kannst du dir auch deine eigenen Workouts zusammenstellen. Wenn du dich motivieren möchtest, nimm einfach die Übungen, die dir am besten gelingen und dir am meisten Spaß machen. Wenn du Problemzonen zu Leibe rücken oder z. B. Verspannungen im unteren Rücken lindern möchtest, schau in den Kästen unter den Übungen, welche sich eignen.

Wie immer gilt auch hier: Achte darauf, was dir guttut! Deine eigenen Workout-Abfolgen kannst du weiter hinten hier im Buch notieren, sodass du nicht jedes Mal überlegen musst, was du als nächstes machst.

Beginne jedes Workout mit Aufwärmübungen (siehe S. 38–47), um dich zu lockern und deine Körper auf das Hullern vorzubereiten. 10 Minuten sind ein guter Richtwert.
Und vergiss nicht, dich zum Abschluss zu dehnen (siehe S. 100–109)!

EINFACHES WORKOUT

1. **Air Squats** (S. 42)
   3 × 10–12 Wiederholungen
   mit kurzer Pause zwischen den Sätzen, kontrollierte, langsame Bewegungen

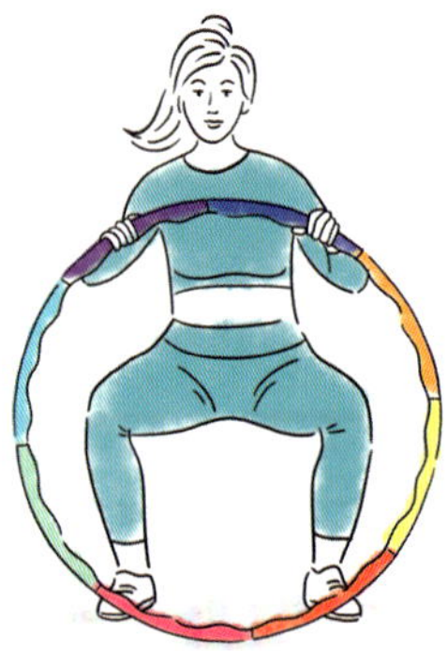

2. **Hula Hoop with Open and Closed Arms** (S. 52)
   3 × 5 Wiederholungen,
   dann Richtungswechsel

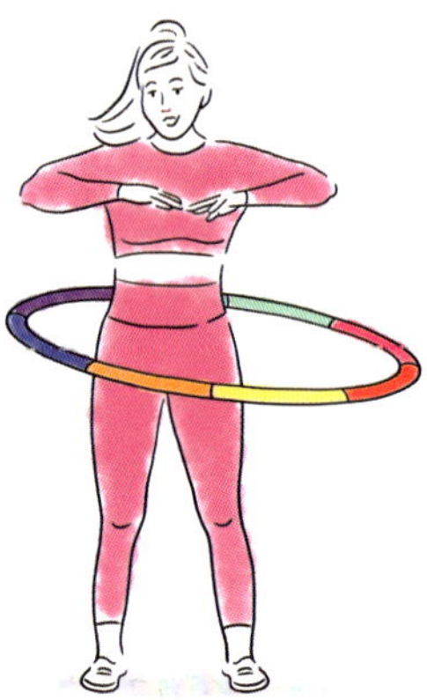

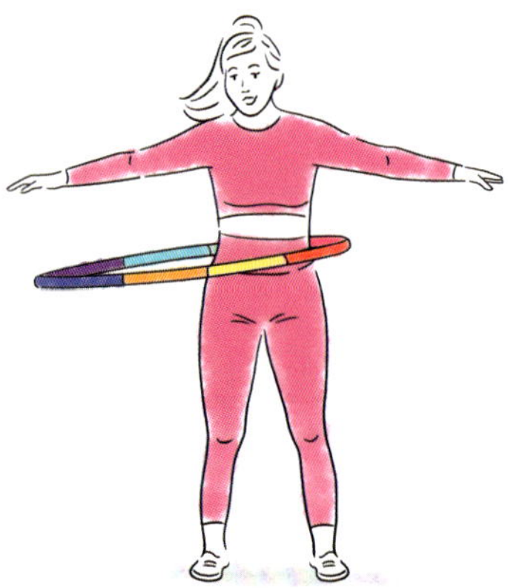

3. Shoulder Press (S. 82)
3 × 10 Wiederholungen

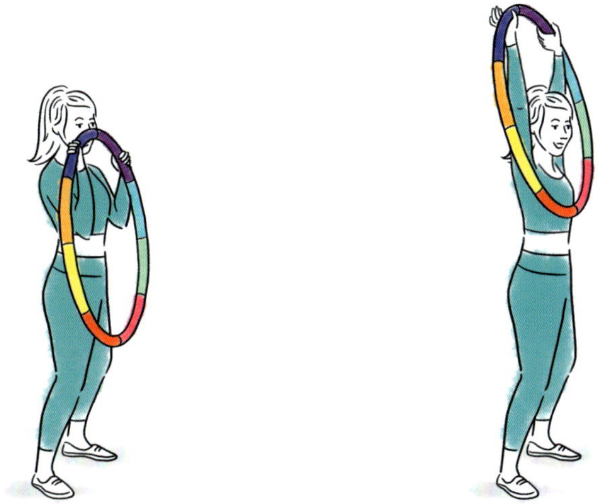

4. Shoulder Pull Back (S. 83)
3 × 12 Wiederholungen

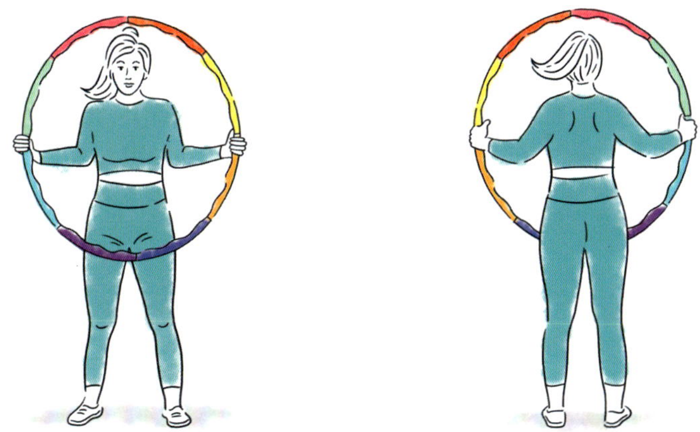

5. Single Leg Hula (S. 91)
3 × 10 Sekunden pro Bein

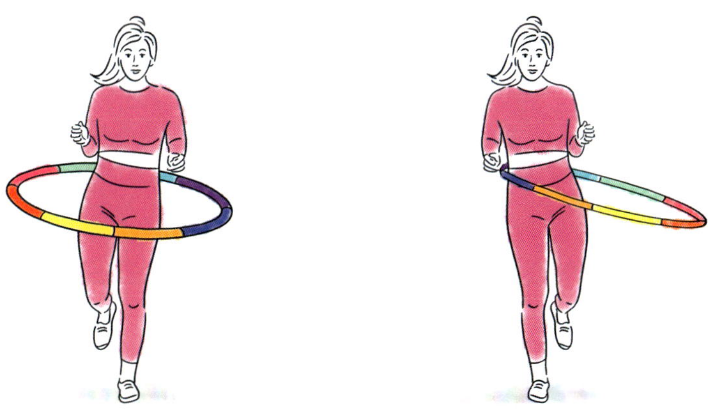

WORKOUT FÜR FORTGESCHRITTENE

1. **Shoulder Press Squat** (S. 67)
   3 × 15 Wiederholungen, mit kurzer Pause zwischen den Sätzen

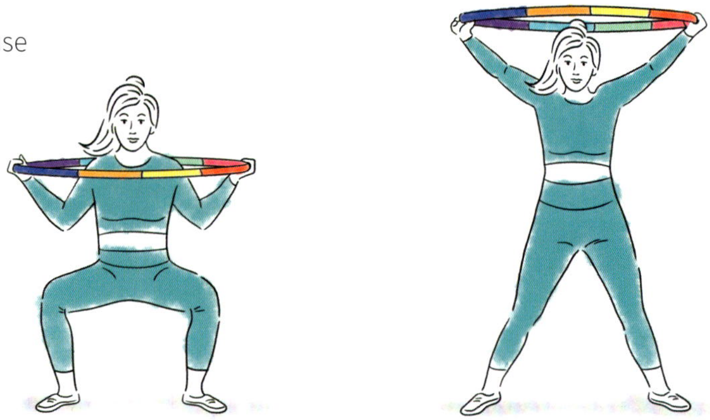

2. **Walking the Hoop** (S. 61)
   4 × 30 Sekunden
   (2 × nach links hullern,
   2 × nach rechts hullern)

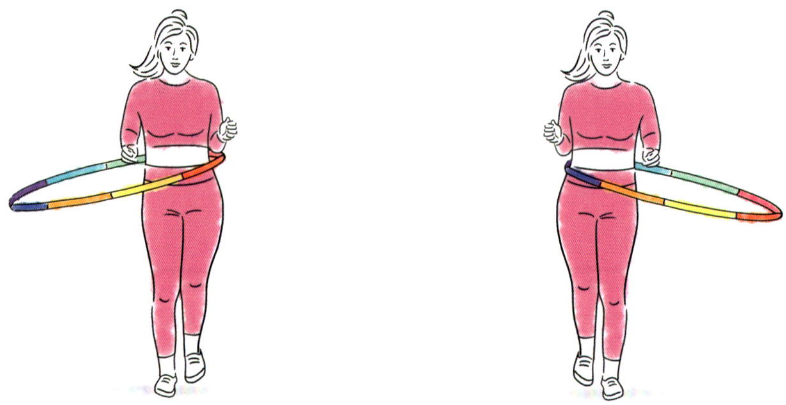

3. **Push and Pull** (S. 64)
   3 × 30 Sekunden,
   mit kurzer Pause dazwischen

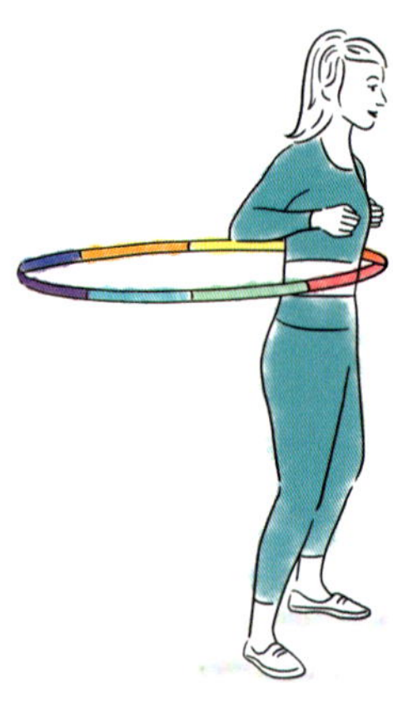

4. Sidestep Squat (S. 58)
3 × 5 Wiederholungen pro Seite

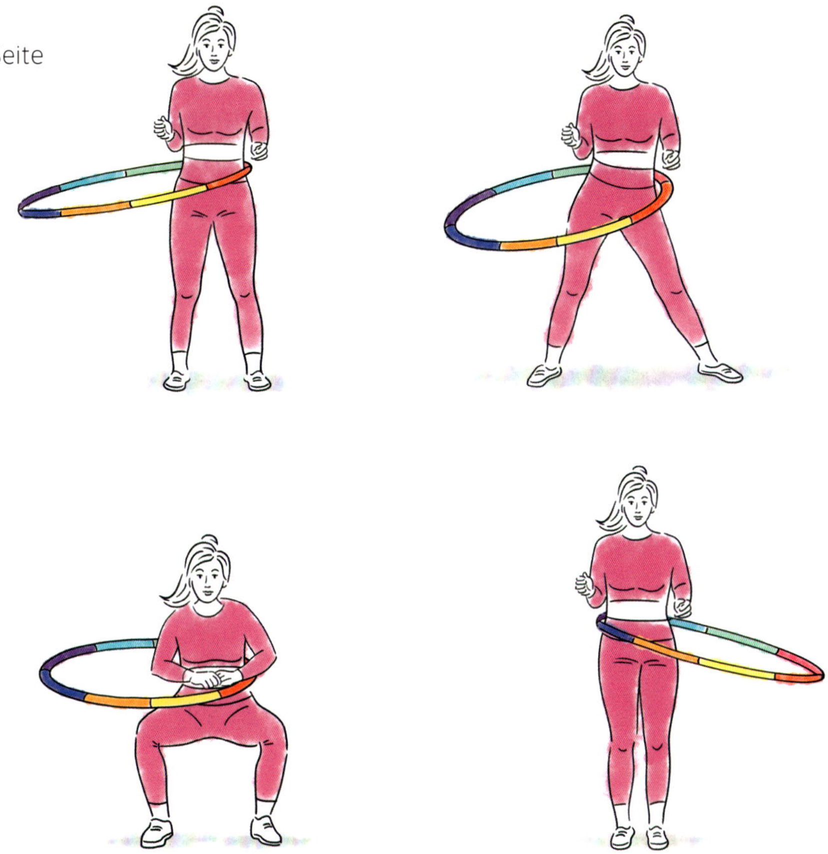

5. Front and Back Step (S. 51)
4 × 8 Wiederholungen pro Bein
(2 × nach links hullern,
2 × nach rechts hullern)

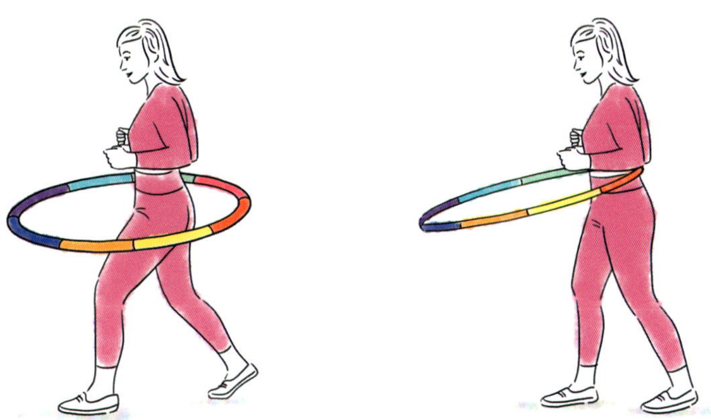

Cool-Down-Übungen

Nach den Übungen tut es gut, in den Entspannungs-Flow zu kommen. So kommt dein Geist zur Ruhe, dein Atemvolumen vertieft sich und durch das Verringern der Belastungsintensität verlangsamt sich auch deine Herzfrequenz wieder. Dein Köper erholt sich so in der Bewegung aktiv und du gehst fürsorglich mit ihm um.
Und sich bei den Übungen ausgiebig und wohlig zu recken und zu strecken tut einfach gut nach den vorangegangenen Huller-Übungen. Die Cool-Down-Übungen solltest du in deinem ganz eignen Tempo durchführen.

Warum dehnen so wichtig ist:
Muskeln und Bänder passen sich den täglichen Belastungen an. Wenn man viel sitzt, passen sich die Strukturen dieser Haltung an. Da dies aber nicht unserer natürlichen Haltung entspricht, können auf Dauer Haltungsfehler entstehen.
Das Dehnen „erinnert" Muskeln und Bänder an ihre normale Form und Länge, und so bleibt man geschmeidig
Außerdem hilft dir das Dehnen, eine Trainingseinheit auch gedanklich abzuschließen. So kommst du zur Ruhe.

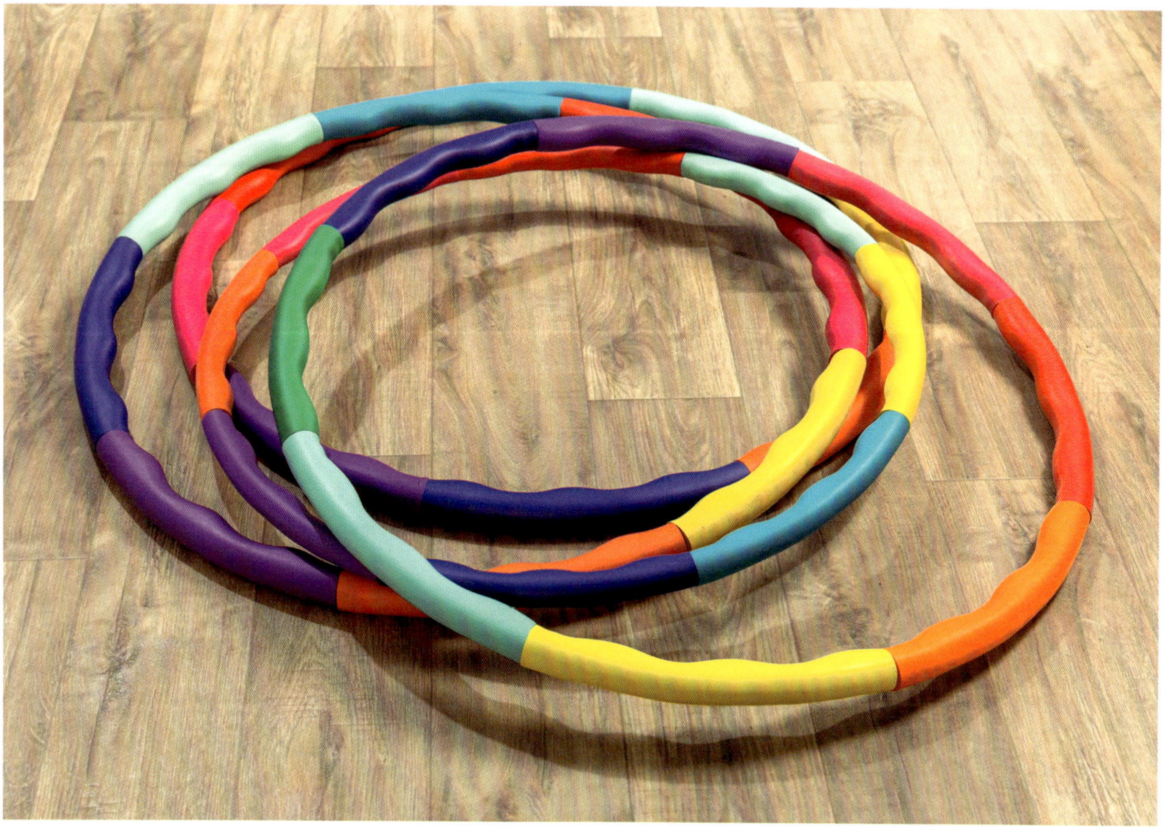

FRONT AND BACK STRETCH

Komme in einen aufrechten Stand und stelle deine Beine hüftbreit auf. Der Kopf ist in der Verlängerung der Wirbelsäule, der Blick geht nach vorn. Beginne mit dem Hullern.
Führe nun beim Ausatmen beide Arme in gerader Linie nach vorn und beuge wie abgebildet leicht den Kopf. Der Blick geht schräg nach vorn wie bei einem Kopfsprung, der Rücken wird rund. Atme tief ein. Entspanne in dieser leichten Vorbeuge den Rücken.
Richte dich nun ausatmend auf und führe dabei beide Arme über die Seite weit nach hinten. Ziehe die Schulterblätter eng zusammen und mache dich im Brustkorb weit, indem du ihn nach vorn streckst. Der Kopf ist wieder in der Verlängerung der Wirbelsäule.
Wiederhole die Übung in deinem eigenen Tempo einige Male.

Variation:
Verschränke die Hände vor dem Körper, wenn du nach vorn kommst.

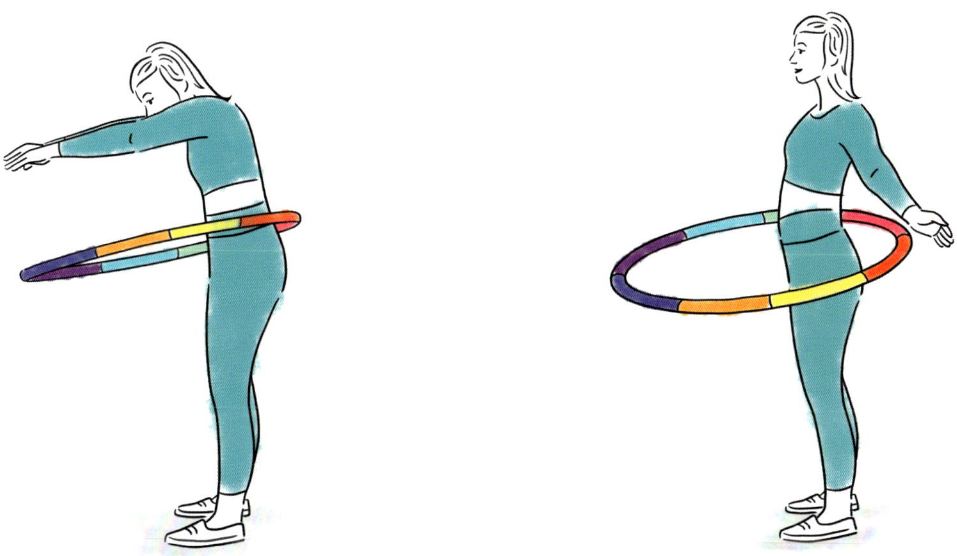

Wiederholungen:	5–8 × oder mehr, in der Endposition jeweils etwas länger halten
Das ist gut, weil:	Dehnt Brust, Nacken, oberen Rücken und die Schultern. Fördert eine aufrechte Haltung und die Beweglichkeit im oberen Rückenbereich
Das kann helfen gegen:	Nach vorn hängende Schultern (ausgleichende Übung, wenn man viel sitzt)
Kontraindikationen:	Verletzungen in der Schulterpartie

SHOULDER STRETCH

Komme in den aufrechten Stand. Deine Beine stehen hüftbreit. Beginne mit dem Hullern.
Lege nun deinen linken Arm locker quer vor den Körper. Die Fingerspitzen sind in der Verlängerung des Unterarms und zeigen nach rechts. Der Daumen zeigt nach oben.
Ziehe nun mit deinem rechten Arm den linken Arm zu dir heran, um die Dehnung zu verstärken. Deine Schultern bleiben tief. Halte die Position ca. 15 Sekunden lang und atme tief ein und aus. Wiederhole die Übung zur anderen Seite hin mit dem rechten Arm vor dem Körper.

Strecke nun den linken Arm nach oben und beuge den Ellenbogen. Führe die Hand nach hinten zum rechten Schulterblatt und lege die Hand zwischen die Schulterblätter. Der Kopf bleibt dabei in der Verlängerung der Wirbelsäule und der Blick geht nach vorn.
Drücke jetzt mit der rechten Hand den linken Ellbogen vorsichtig weiter nach unten, um die Dehnung zu verstärken. Bleibe dabei achtsam und dehne nur so weit, wie es dir angenehm ist. Lasse deinen Atem ruhig fließen und wiederhole die Übung mit dem rechten Arm.

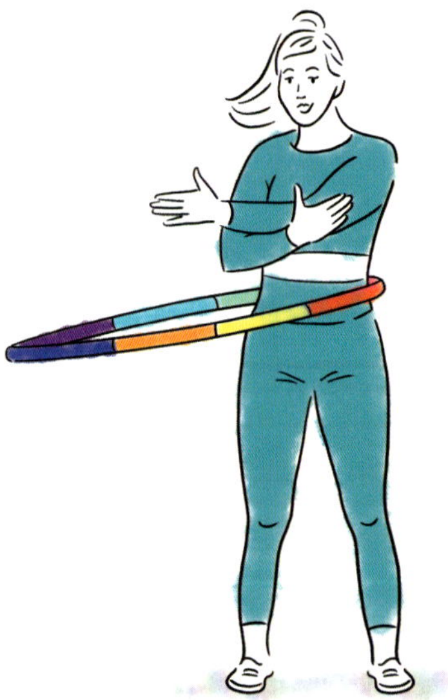

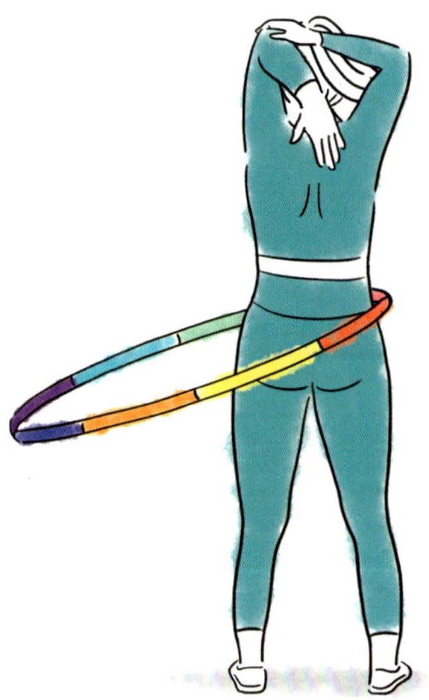

Dauer:	20 Sekunden pro Seite
Das ist gut, weil:	Dehnt die Schultermuskulatur. Fördert die Beweglichkeit der Schulter
Das kann helfen gegen:	Verspannungen in den Schultern
Kontraindikationen:	Verletzungen in der Schulterpartie

THIGH STRETCH WITH HOOP

Bei der nächsten Übung dehnst du die Beine und nutzt wie bereits weiter vorn den seitlich aufgestellten Reifen wiederum als Balancehilfe.
Stelle dich aufrecht hin. Halte den Reifen mit der rechten Hand und stelle ihn rechts neben dich. Er dient bei dieser Dehnübung als stabilisierende Stütze.
Verlagere dein Gewicht auf dein rechtes Bein. Beuge dein linkes Knie und fasse deinen linken Fußknöchel mit der linken Hand. Ziehe dein Bein soweit nach hinten oben, dass beide Oberschenkel etwa parallel sind. Achte darauf, dass dein Becken parallel zum Boden bleibt.
Atme einige ruhige tiefe Atemzüge in die Dehnung hinein, dann löse dich vorsichtig und wiederhole die Übung zur anderen Seite hin.

Variation:
Wenn du das Bein in der Luft hast, schiebe die Hüfte aktiv nach vorn. Achte darauf, dass die Hüfte dabei parallel zum Boden bleibt und du nicht auf einer Seite abkippst.

Durch langes Sitzen kann es passieren, dass deine Muskulatur der Oberschenkelvorderseite stark unter Spannung steht, also „verkürzt“ ist. Das kann wiederum zu muskulären Dysbalancen im ganzen Körper führen, und du wirst anfälliger für Verletzungen. Mit dieser Dehnung kannst du gut dagegenwirken und Rücken- oder Knieschmerzen vermeiden oder sogar lindern.

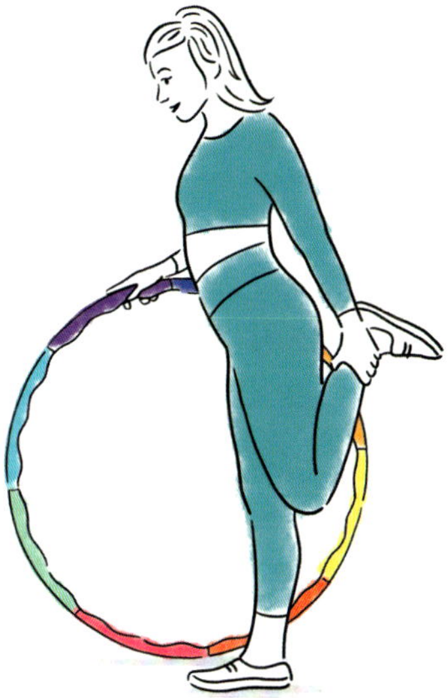

Dauer:	20 Sekunden pro Seite
Das ist gut, weil:	Dehnt den Hüftbeuger und den Quadrizeps. Fördert eine aufrechte Haltung (ausgleichende Übung, wenn man viel sitzt)
Das kann helfen gegen:	Rückenschmerzen, Knieschmerzen
Kontraindikationen:	Schwangerschaft, Erkrankungen an der Wirbelsäule

SHOULDER STRETCH WITH HOOP

Stelle dich wieder in die Ausgangsposition: Stehe aufrecht mit hüftbreit parallel aufgestellten Füßen. Lege den Reifen von hinten auf deine Schultern und greife ihn mit beiden Händen, eine Hand auf jeder Seite. Strecke dann den Reifen weit nach hinten, indem du den Brustkorb weit nach vorn hin öffnest und die Arme streckst. Dadurch kommst du mit dem oberen Rücken in eine leichte Rückbeuge und die Schulterblätter ziehen zueinander. Der Kopf bleibt in der Verlängerung der Wirbelsäule.
Lasse den Reifen wieder zum Rücken sinken und lege ihn auf deine Schultern ab. Wiederhole die Übung noch einige Male.

Verspannungen im Brustkorb kannst du z. B. mit dieser Übung lindern. Durch starke oder auch zu geringe Belastung kann sich Muskulatur verhärten oder verkürzen. Das kann unter anderem durch langes vorgebeugtes Sitzen passieren. Auch Stress oder Angst können dazu führen, dass du dich „klein machst" und die Schultern nach vorn ziehst und verkrampfst. Indem du die Schultern bewusst nach hinten und unten ziehst, kannst du dem entgegenwirken.

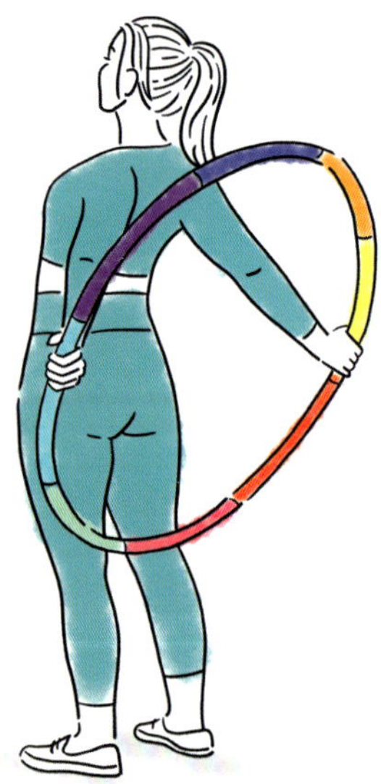

Dauer:	Ca. 40 Sekunden
Das ist gut, weil:	Beansprucht die Brustmuskulatur. Fördert eine aufrechte Haltung
Das kann helfen gegen:	Rundrücken und vorgefallenen Schultern, Verspannungen im Nacken
Kontraindikationen:	Verletzungen in der Schulterpartie

FORWARD BEND TWIST

Komme in den aufrechten Stand mit weit auseinandergestellten Beinen. Die Fußspitzen zeigen etwa in einem 45-Grad-Winkel nach außen. Deine Schultern sind tief.
Lege den Reifen wie abgebildet am Rücken in Höhe des Steißbeins über deinem Po auf. Drehe den Oberkörper ausatmend nach links. Dein Becken bleibt dabei gerade. Der Blick geht ebenfalls nach links, der Kopf ist in der Verlängerung der Wirbelsäule.
Atme tief ein und gehe ausatmend mit dem Reifen und dem Oberkörper nach unten zum linken Fuß hin. Komme einatmend wieder nach oben und in die Mitte.
Wiederhole die Übung noch einige Male, bevor du zur rechten Seite wechselst und sie wiederholst.

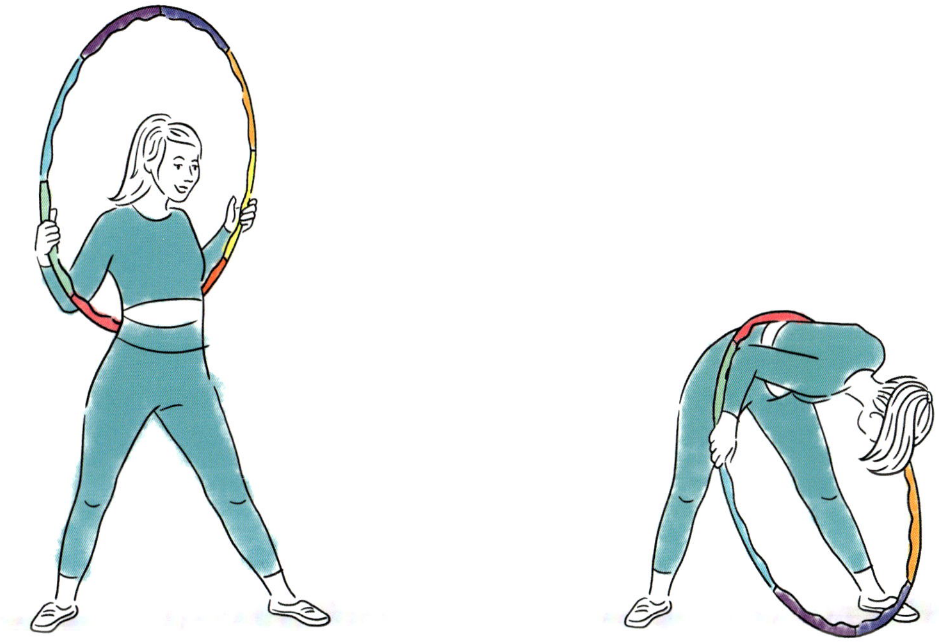

Wiederholungen:	5 × pro Seite
Das ist gut, weil:	Beansprucht die Muskulatur auf der Oberschenkelrück- und -innenseite. Bringt mehr Beweglichkeit im unteren Rücken und in der Hüfte
Das kann helfen gegen:	Rückenschmerzen im Lendenwirbelbereich
Kontraindikationen:	Hüftleiden

ROLLUP

Deine Beine stehen hüftbreit und der Kopf bleibt in der Verlängerung der Wirbelsäule mit langem Nacken. Stelle den Reifen vor dich auf den Boden und halte ihn fest.
Mache nun einen großen Schritt zurück, beuge dich nach vorn und strecke deine Arme aus, sodass dein Oberkörper parallel zum Boden ist.

Komme ausatmend in die Vorbeuge und lege den Reifen wie abgebildet vor dir ab. Die Fingerspitzen kommen dabei leicht vor die Fußspitzen, der Blick geht Richtung Beine. Richte beim Einatmen den Rücken Wirbel für Wirbel wieder auf und komme noch oben. Nimm dabei den Reifen mit nach oben. Wiederhole die Übung einige Male.

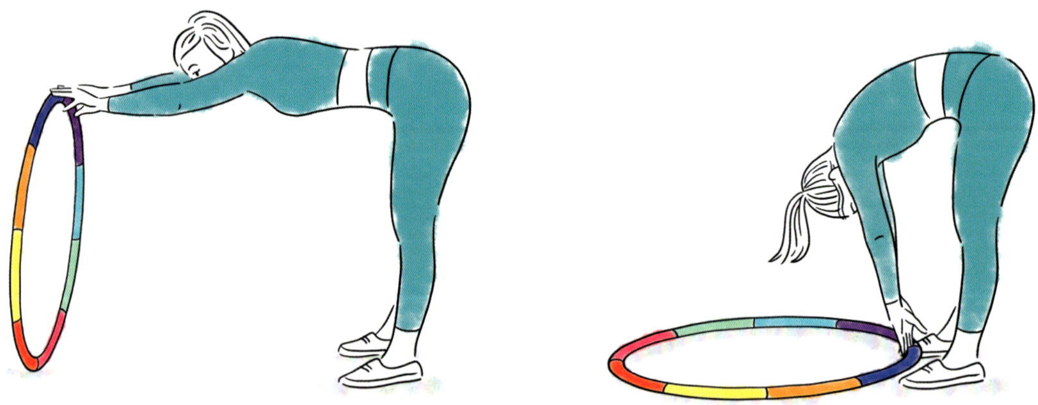

Wiederholungen:	3–5 ×
Das ist gut, weil:	Dehnung der Wirbelsäule. Fördert die Beweglichkeit der Wirbelsäule
Das kann helfen gegen:	Schmerzen im unteren Rücken
Kontraindikationen:	Probleme der Wirbelsäule, Bluthochdruck

Tipp: Achte im Alltag stets auf eine gute Körperhaltung, vermeide Stress und Termindruck und dehne dich regelmäßig nach längerem Sitzen in ungünstiger Körperhaltung, um in der Wirbelsäule beweglich zu bleiben!

„Vor allem wegen der Seele ist es nötig, den Körper zu üben."

Jean-Jacques Rousseau

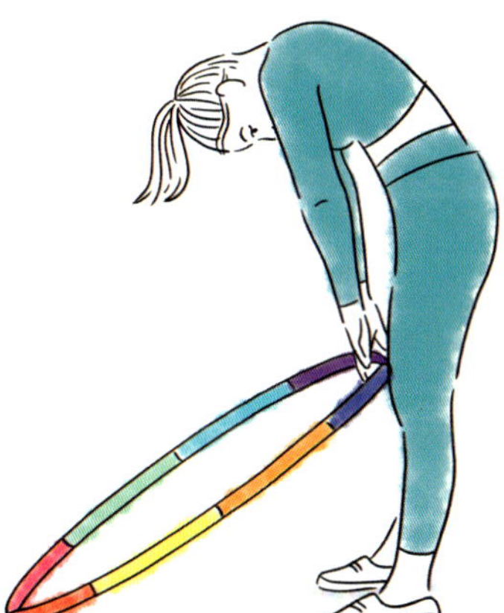

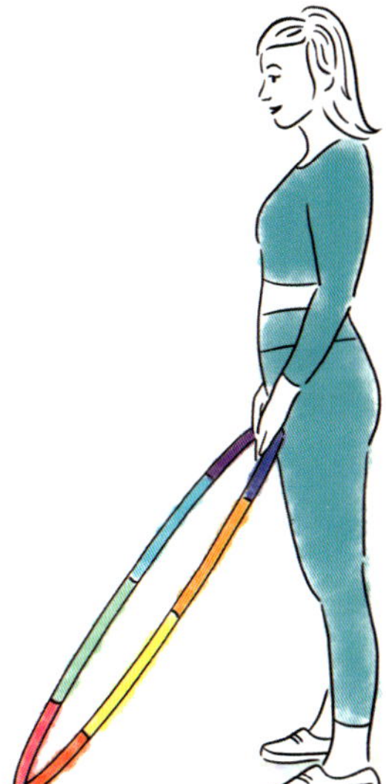

HOOP CAT AND COW

Stelle den Reifen vor dich und tritt einen großen Schritt zurück. Halte den Reifen im oberen Viertel mit beiden Händen fest.
Beuge dich nun nach vorn, sodass dein Oberkörper parallel zum Boden ist und deine Arme lang sind. Die Ellbogen bleiben dabei leicht gebeugt und nicht durchgestreckt.
Atme tief ein und schiebe ausatmend deinen Rücken nach oben in einen „Katzenbuckel". Führe dabei das Kinn auf die Brust, sodass du eine Dehnung des Nackens spürst. Dein Kinn zieht hierbei zur Brust und dein Blick geht nach unten. Ziehe am Ende der Ausatmung den Bauchnabel nach innen zur Wirbelsäule hin.
Einatmend strecke die Wirbelsäule wieder und hebe den Kopf, sodass der mittlere Rücken leicht nach unten sinkt. Achte aber darauf, dass du mit deinem Rücken nicht ins Hohlkreuz kommst.
Wiederhole diese Übung einige Male. Sie aktiviert deine Wirbelsäule und verbessert die Durchblutung des Nackens und des Rückens. Die Nacken- und Rückenmuskeln werden entspannt.

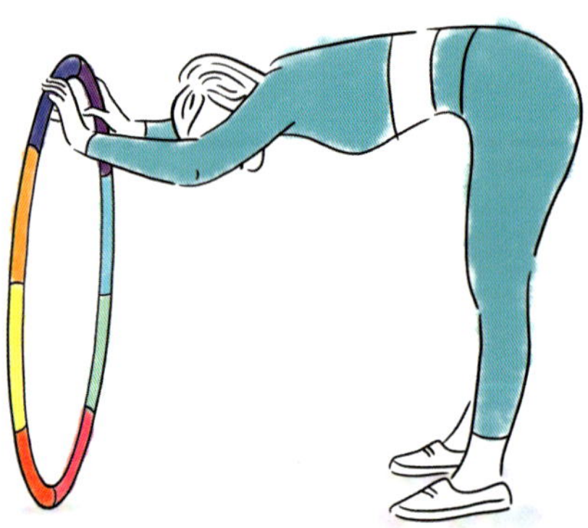

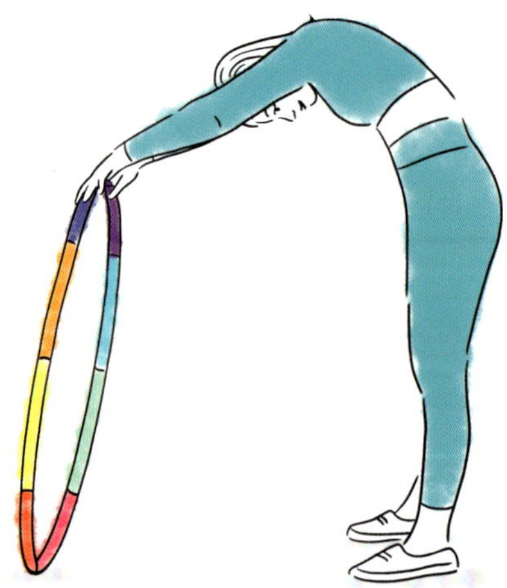

Wiederholungen:	5–8 ×
Das ist gut, weil:	Dehnung der Rücken- und Rumpfmuskulatur. Unterstützt die Beweglichkeit der Wirbelsäule
Das kann helfen gegen:	Rückenschmerzen und Verspannungen im Nacken- und Schulterbereich
Kontraindikationen:	Rückenprobleme

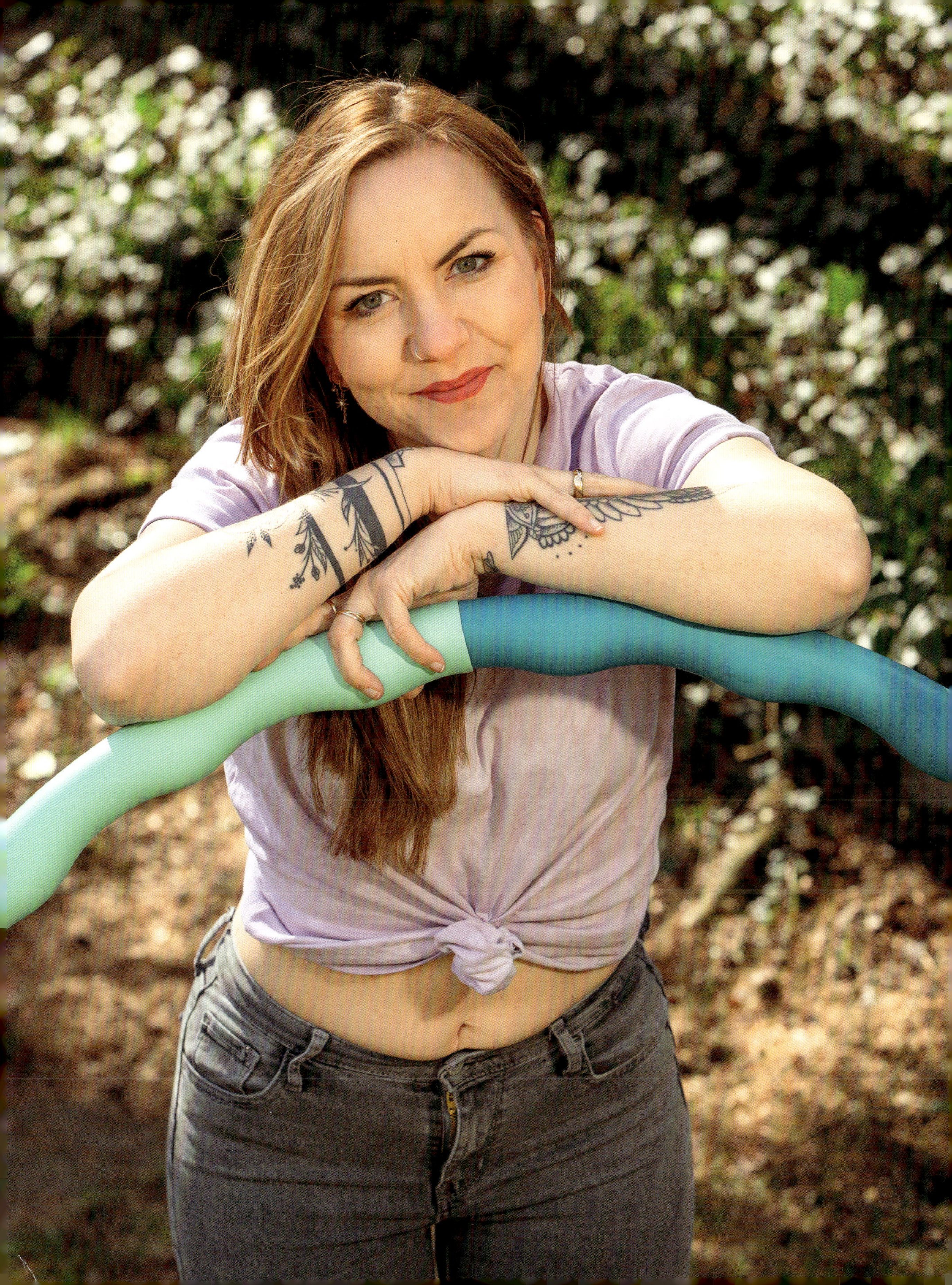

Entspannen – die Wirkung der Übungen spüren

In einer Zeit, die zunehmend von Termin- und Erfolgsdruck auf allen Ebenen geprägt ist, stehen insbesondere wir Frauen häufig unter Dauerstress. Daher ist Entspannen ganz grundsätzlich wichtig, um die Akkus wieder aufzuladen und den Kopf freizubekommen. Denn ansonsten sind Nervosität, Schlaflosigkeit, Rücken- und Kopfschmerzen oftmals die Folge. Meist achten wir sehr auf andere. Aber diese Verantwortung haben wir auch gegenüber uns selbst! **Selfcare** eben. Auch nach dem Sport ist es wichtig, zu entspannen und dabei zu reflektieren. So setzt du auch einen mentalen Schlusspunkt unter deine Übungseinheiten. Fühle in deinen Körper hinein. Wo fühlt er sich nach dem Hullern besser durchblutet, wo vielleicht sogar entspannter an? Wo bist du jetzt beweglicher?
Vielleicht merkst du auch einfach, dass du nach dem Hullern jetzt bessere Laune hast und mehr Energie in dir spürst. Der Grund: Weil du dir Zeit für dich genommen hast und vielleicht sogar inneren Druck abbauen konntest.

Verschenke all dies nicht, indem du nach deinem Huller-Workout direkt wieder in deinen Alltag zurückhechtest und Tempo aufnimmst. Sondern nutze es für dich – es ist Teil deiner „**Belohnung**“! Plane also von vornherein noch etwas Extrazeit ein und atme im wahrsten Sinne des Wortes noch einmal in Ruhe durch.

Um dein Übungsprogramm abzuschließen ist es gut, noch einmal die Wirbelsäule zu entlasten und dich zu recken und zu dehnen. Auf diese Weise beschließt du entspannt die aktive Phase deines Hullerns. Gut ist hierfür eine weiche Unterlage, zum Beispiel eine zusammengefaltete Decke.

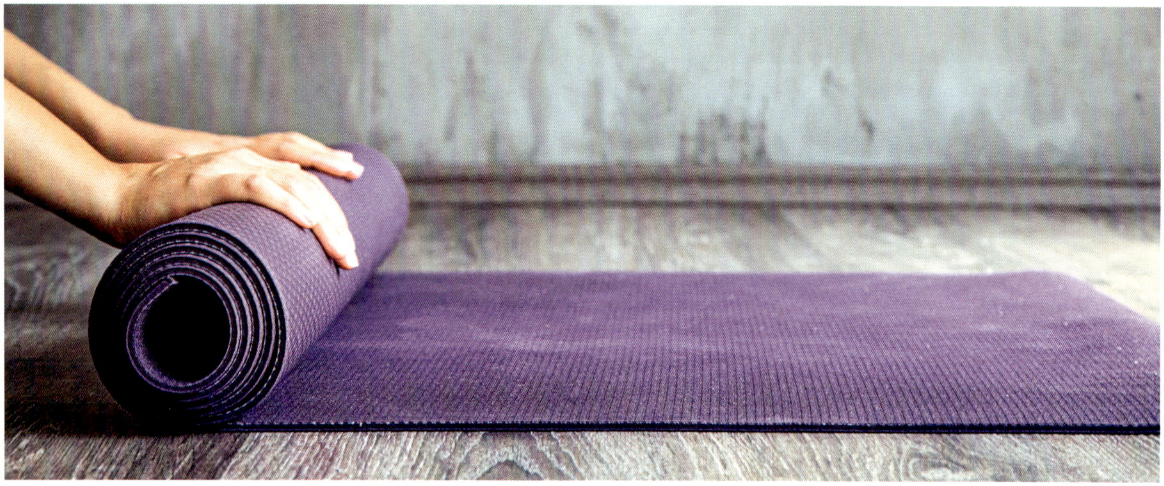

RÜCKENLAGE MIT DEHNEN

Lege dich flach auf den Rücken und gebe ganz bewusst das Gewicht deines Körpers an den Boden ab. Deine Arme liegen entspannt neben dem Körper und deine Hände liegen flach am Boden auf. Lasse deinen Atem ruhig fließen und spüre nach, wie du dich nach den Übungen nun fühlst. Wenn du magst, schließe die Augen und genieße die entspannte Lage.
Beginne dann, dich behutsam zu strecken und werde ganz lang. Deine Füße zeigen zur Decke und du dehnst die Fersen. Strecke deine Arme lang nach hinten aus und dehne dich in die Länge.

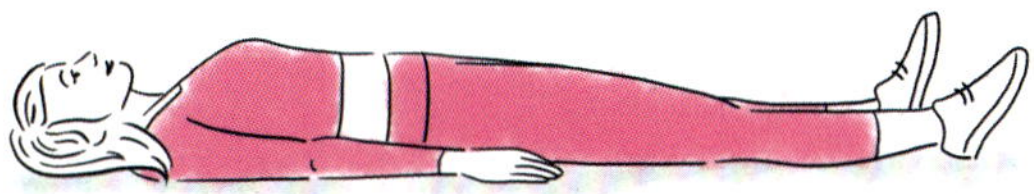

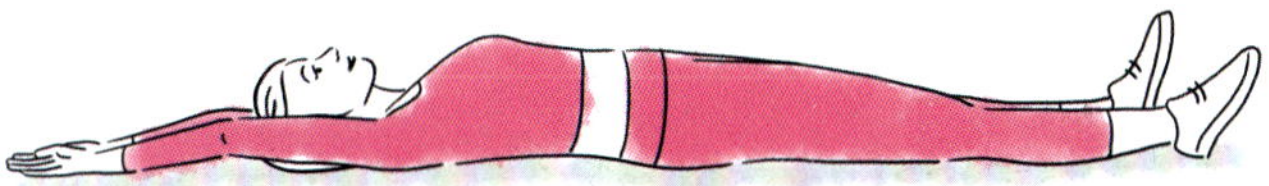

WINKELHALTUNG

Mit dieser Haltung entstaust du deine Beine und dein unterer Rücken entspannt sich.
Lege dich seitlich auf deine Decke vor einer Wand, sodass dein Po die Wand berührt. Drehe dich dann auf den Rücken und lege die Beine gestreckt an die Wand. Dein Po berührt die Wand dabei. Wenn du möchtest, öffne deine Beine in die Grätsche, die Fußsohlen zeigen nach oben. Verweile in dieser Haltung einige tiefe Atemzüge lang. Dann schließe deine Beine, rolle dich langsam auf die Seite und richte dich auf.

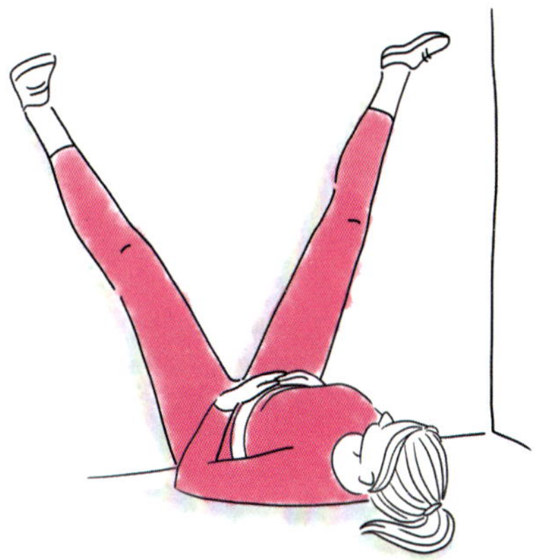

BEINE ABLEGEN

Lege dir einen Pouf oder ein großes Sitzkissen bereit. Lege dich auf den Rücken auf deine weiche Unterlage. Wenn du möchtest, lege dir ein flaches kleines Kissen unter den Kopf. Lege dann die Unterschenkel auf dem Pouf oder dem Sitzkissen ab. Natürlich geht auch ein Sessel oder Sofa. Wenn du magst, schließe deine Augen und lasse den Atem ruhig fließen. Bleibe in der Haltung, solange du möchtest. Um die Haltung zu verlassen, nimm die Unterschenkel herunter und rolle dich vorsichtig zur Seite.

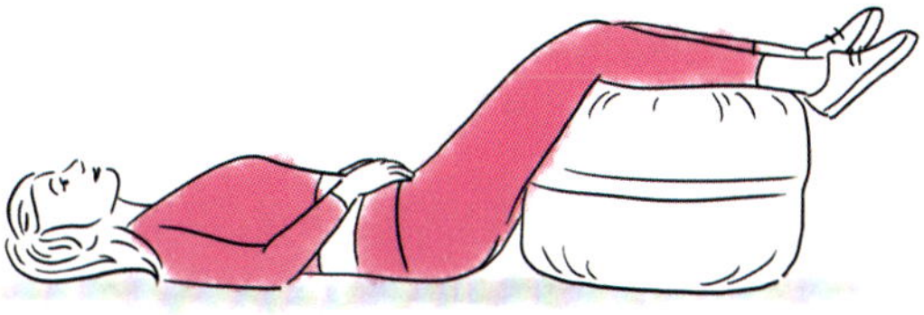

Hallo!

Wenn du dieses Buch in der Hand hältst, bist du entweder bereits Hula Hoop-begeistert oder wirst es nach der Lektüre sicher bald sein. Mir hat sich durch Sport eine neue Welt erschlossen – vielleicht ist das bei dir mit dem Hullern ebenso. Beginne mit den Übungen, mit denen du dich wohlfühlst und – du wirst merken: Es gibt unendlich viele Kombinationen und Abläufe, die du mit der Zeit entdeckst. Für Ellis Übungen musst du anfangs lediglich ein wenig Durchhaltevermögen und Neugierde mitbringen. Der Spaß kommt von allein!

Du brauchst nur einen Reifen und schon kannst du überall loslegen. Und um in Bewegung zu kommen, reichen schon 15 Minuten. Wenn du einmal den Dreh raushast, versuche ein paar Übungen mit einzubauen. Das ist der Vorteil eines Reifens mit Gewicht: Mit ihm und deinem Körpergewicht lassen sich wunderbare Workouts absolvieren – vom Anfänger- bis zum Fortgeschrittenen-Niveau. Durch das Kreisen des Reifens um deine Taille schulst du spielerisch deine Koordination und dein Gleichgewicht und arbeitest an deiner Körperwahrnehmung und -spannung.

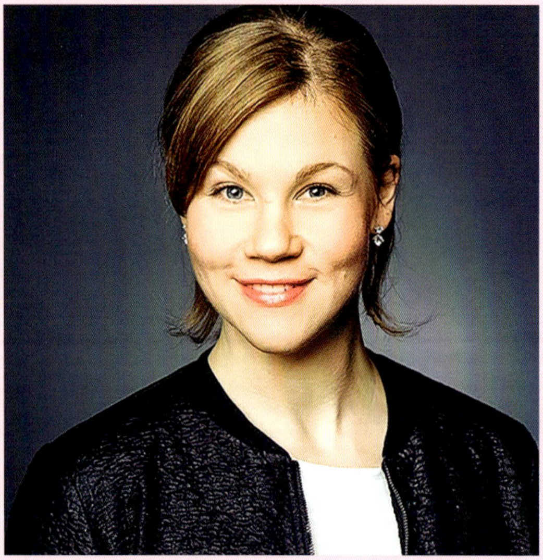

Christine Theurer ist staatlich geprüfte Fitnesscoachin inkl. Fitnesstrainer-A/B-Lizenz und Personaltrainer-Lizenz (Medical Fitness). Ihre Schwerpunkte liegen im Kleingruppen- und Outdoor-Training im Kraft-Ausdauerbereich und im funktionalen Krafttraining (auch für Senioren). Sie selbst fühlt sich im Ausdauer- und funktionellen Krafttraining zu Hause und trainiert mit dem Motto: „Gesundheit ist mehr als die Abwesenheit von Krankheit“.

Der Mensch ist dazu gemacht, sich zu bewegen!

Deine Rumpf-Muskulatur – dazu gehören alle **Bauchmuskeln**, also die geraden, inneren und äußeren schrägen und queren – ebenso gestärkt wie die untere und obere **Rückenmuskulatur**. Ein angenehmer Nebeneffekt ist, dass sich durch die Kräftigung dieser Muskulatur deine **Haltung** automatisch aufrichtet und du so Rückenschmerzen entgegenwirken kannst.
Auch im restlichen Körper passiert eine Menge, was du von außen nicht sehen kannst:

- Deine **Beckenbodenmuskulatur** wird trainiert.
- Deine **Ausdauer** verbessert sich, das heißt, du hast länger Puste.
- Dein **Herz-Kreislauf-System** wird gestärkt; du wirst widerstandsfähiger.
- Dein Körper wird **geschmeidiger**, wenn du dich vielfältig bewegst.
- Du merkst, wozu du in der Lage bist, und bekommst so mehr **Selbstbewusstsein**.
- Auch gewinnst du an **mentaler Stärke** und kannst dich besser konzentrieren.

Ob Ausdauer- oder Kraftübungen oder etwas ganz anderes – du kannst nur profitieren. **Bewegung** gibt dir ein gutes Gefühl, und du lernst, dich selbst mit deinen Stärken und Schwächen besser kennen. Wenn du dann noch ein paar Übungen aus diesem Buch einbaust, wirst du bestimmt hin und wieder Muskelkater haben, aber dich alles in allem super wohlfühlen. Ich selbst baue das Hullern gerne in meine Kraft-Ausdauer Kurse ein, und die Teilnehmer haben alle Spaß an dieser Challenge. Wer ein Naturtalent ist, der darf die Richtung wechseln, auf einem Bein oder im Gehen hullern. Es ist herrlich, denn für jedes Niveau ist etwas dabei!

Neuer, fitter Lebensstil

Früher war ich ein Sportmuffel. Mir hat einfach der Zugang gefehlt, bis ich durch Zufall einem super Trainer in die Arme gelaufen bin, der mir, wie oben schon erwähnt, mit dem Sport eine neue Welt eröffnet hat. Ich erkannte die Chance und habe alle Infos wie ein Schwamm aufgesogen. Dabei habe ich auch gelernt, wie dieser neue, fitte Lebensstil dem Wohlbefinden im Alltag zuträglich ist.

Ich habe vieles ausprobiert und bin dabei geblieben – Schwimmen, Laufen, Fahrrad fahren, Kraftausdauer, Kraftsport, Crossfit und Drachenboot. Mit einer Freundin zusammen habe ich mich weitergebildet, und nun gebe ich nebenberuflich Sportkurse im Bereich Kraftausdauer, Gymnastik,

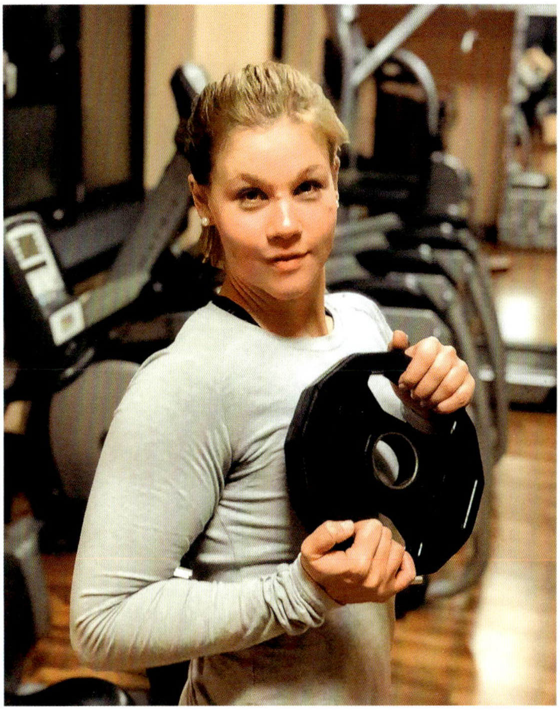

Kinder- und Seniorensport, um die Begeisterung an vielfältiger Bewegung weiterzugeben. Beim Sport lernt man meist nette, aufgeschlossene und hilfsbereite Menschen kennen, und wenn man in der Gruppe trainiert, merkt man auch sehr schnell, wie die Menschen außerhalb des Sportes eingestellt sind. Vielleicht hast du auch mal Lust, in der Gruppe zu hullern? Schnapp dir eine Freundin oder einen Freund – und los geht es!

Deine Tine Theurer

Mit diesem Buch erhältst du ein wunderbares Bewegungskonzept – nutze es!

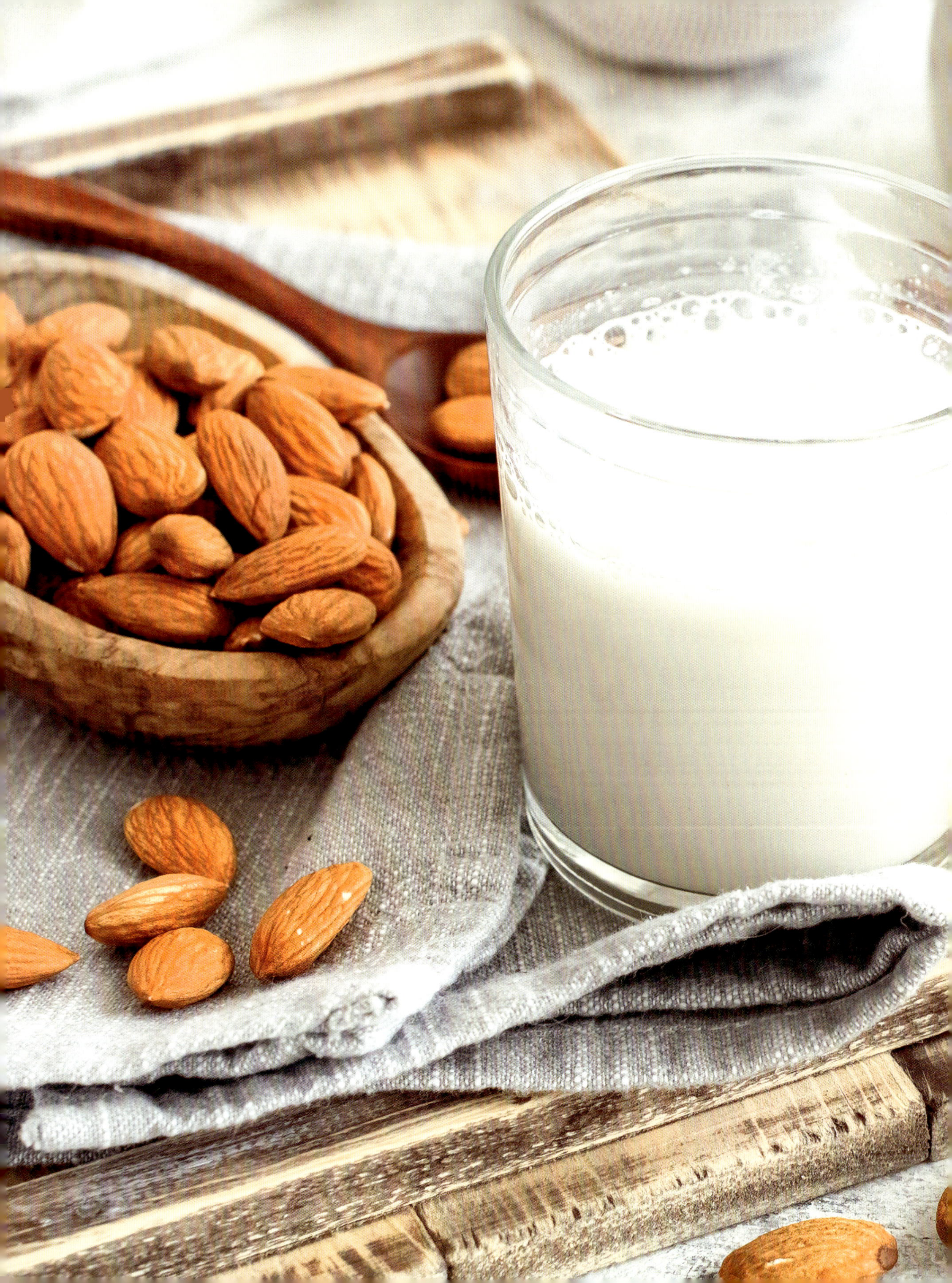

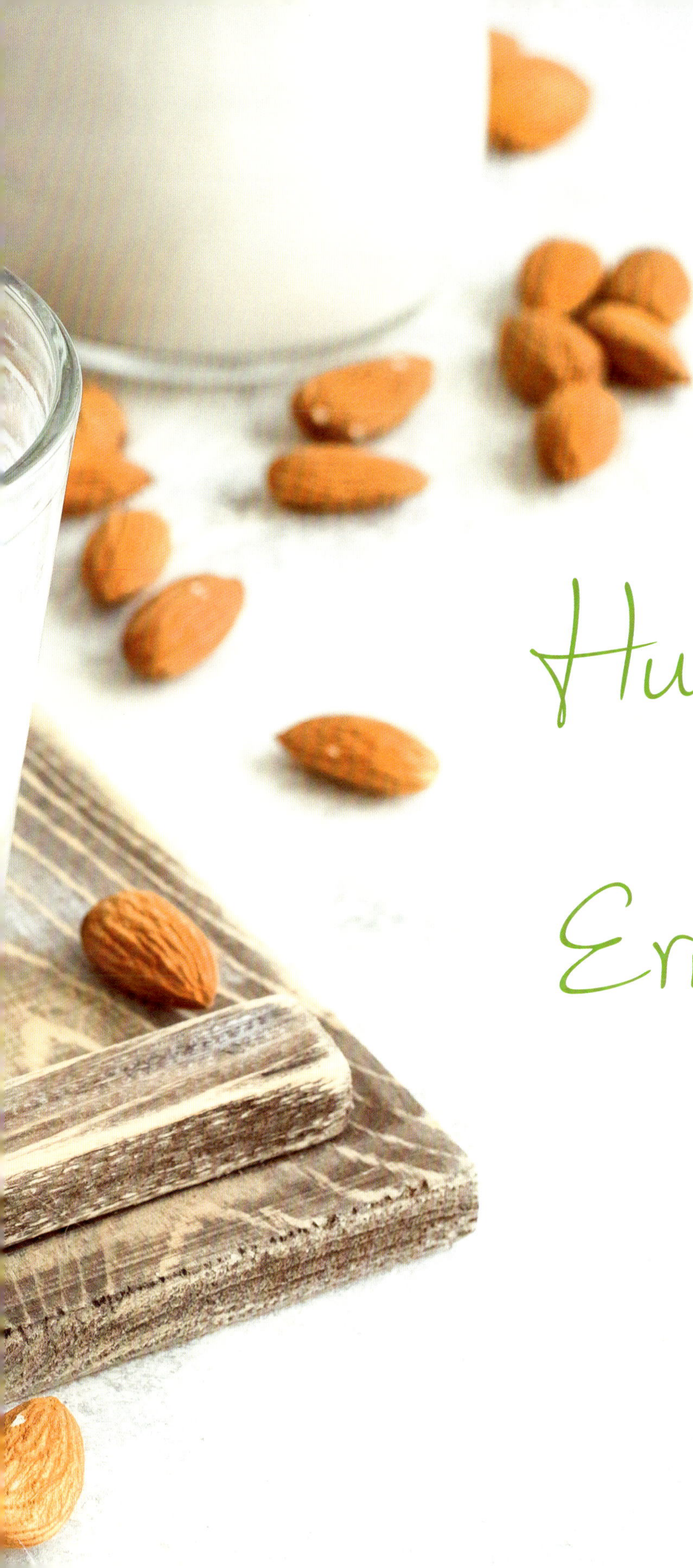

Hula Hoop und Ernährung

DIE 4 WICHTIGSTEN ABNEHM-TIPPS

1. Plane deine Trainingseinheiten fix in den Tag ein!

Als Erstes solltest du deine großen Trainingseinheiten fix in den Tag einplanen. Versuche dabei, mindestens eine Stunde Pause nach den Hauptmahlzeiten einzuhalten. Das ist wichtig, nicht nur, weil so viel Zeit zwischen dem Essen und Sport liegen sollte, sondern auch, weil Hula Hoop in der Körpermitte stattfindet. Dort sind dein Magen und dein Darm nach dem Essen besonders gefordert.

2. Iss ausreichend!

Auch wenn du abnehmen möchtest: Schränke deine Energiezufuhr nicht radikal ein! Versuche, alle drei bis vier Stunden eine Mahlzeit einzuplanen!

Drei Mahlzeiten innerhalb von neun bis zwölf Stunden sind optimal. Je nachdem, ob du eine Lerche oder eine Eule bist, magst du vielleicht erst um 10 Uhr die erste Mahlzeit einplanen oder erst um 20 Uhr die letzte. Wichtig ist, zwischen den Mahlzeiten einen **Abstand von drei bis vier Stunden** einzuhalten. So gibst du deiner Verdauungsleistung und Hormonbalance eine optimale Basis.

3. Überschätze deinen Energieverbrauch nicht!

Je nach Intensität deines Hula Hoop-Trainings, deinem Fitnesszustand und deiner Muskelmasse kann sich dein Energieverbrauch stark von dem anderer Personen unterscheiden. Die Berechnung der verbrauchten Energie beim Sport ist immer nur ein Mittelwert und entspricht möglicherweise nicht deinem tatsächlichen Verbrauch. Berücksichtige das, falls du z. B. eine App zur Ermittlung deines Energieverbrauchs verwendest.

Überlege dir, wie gut du schon hullerst, wie lange am Stück und mit welchem Gewicht. **Beobachte dich selbst:** Kommst du außer Atem? Oder fühlst du dich nach dem Hullern ausgepowert?

4. Halte beim Essen die „Nachtruhe" ein!

Auch wenn du über den Tag wenig gegessen hast, versuche, dies nicht am späten Abend aufzuholen. In der Nacht ist dein Körper auf Regeneration programmiert. Dann ist die Verdauungstätigkeit vermindert. Es ist wissenschaftlich erwiesen, dass sich bei gleicher Energiezufuhr über den Tag das Gewicht leichter reduzieren oder halten lässt, wenn die **Abendmahlzeit nicht zu spät** eingenommen wird. Sie sollte auch nicht größer sein als das Frühstück und das Mittagessen. Häufig nimmt man jedoch gerade am Abend mehr als 40 % des Tagesbedarfs an Kalorien zu sich!

Du hast dir jetzt einen Hula Hoop-Reifen zugelegt. Damit hast du dich für ein effektives Trainingsgerät für deine körperliche Fitness entschieden! Einfach zusammenbauen oder auch wieder auseinander: Du kannst deinen Hula Hoop immer und überall, auch auf Reisen mitnehmen. Huller dich sozusagen um die Welt. Somit keine Ausreden mehr, nicht aktiv zu sein. Zusammen mit Disziplin, Ausdauer und mit einem optimierten Essensplan kannst du deine Ziele erreichen, ganz gleich, ob du deine Fitness verbessern, deinen Körper festigen oder abnehmen möchtest. Es ist mittlerweile kein Geheimnis mehr, dass die Kombination aus Sport, gesundem Essen und die Freude daran, die Zauberformel für körperliche Fitness und die Wunschfigur ist.

Liebe deinen Körper und achte zusätzlich auf die Nährstoffe, die er im Moment benötigt! Gib ihm auch die Zeit, die er für Leistung, Regeneration und Muskelaufbau braucht!

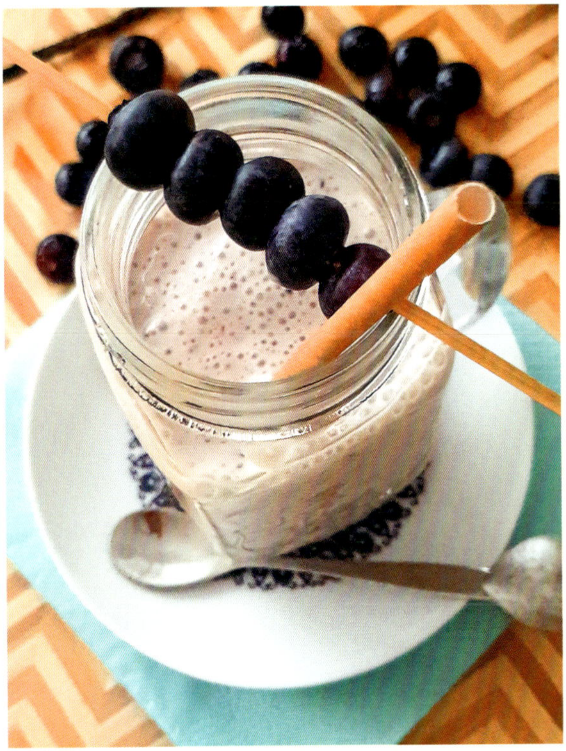

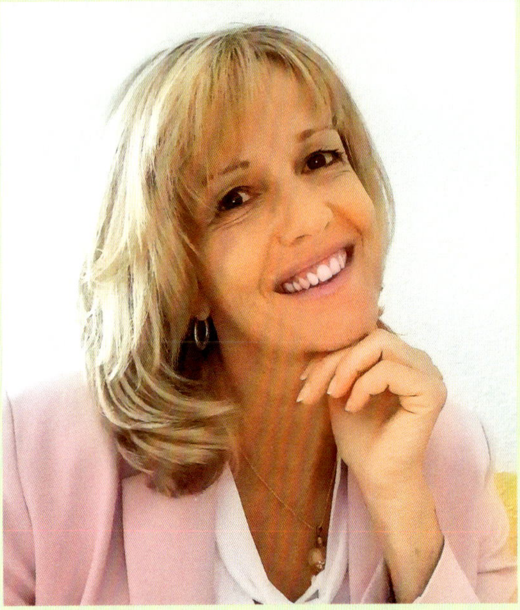

Corina Palladino ist selbstständige Ernährungswissenschaftlerin (Universität Gießen) mit eigener Praxis. Ihre Schwerpunkte liegen in der ernährungsmedizinischen Beratung, der Prävention und der Sporternährung.
Sie arbeitet zudem als wissenschaftliche Fachreferentin und Dozentin.
www.luzern-ernaehrung.ch
Instagram: @eathealthyluzern

Lass dich auf Neues ein!

Für die Ernährung bei deiner neuen Hula Hoop-Routine benötigst du keine speziellen Produkte. Dies bedeutet jedoch nicht, dass du bei deinen alten Gewohnheiten bleibst. Sei **offen für neue Lebensmittel**. Gehe mit einem neugierigen Blick über den Markt, nimm mal einen anderen Weg im Lebensmittelgeschäft, um neue, dir vielleicht unbekannte Produkte und Lebensmittel zu entdecken. Schau dir Rezeptvorschläge an, ergänze deinen Gewürzschrank. So kommt nicht nur ein neuer Sport in dein Leben, sondern auch Abwechslung auf den Tisch. Deine Lifestyle-Umstellung wird dauerhaft sein!

DIE 4 WICHTIGSTEN ERNÄHRUNGS-TIPPS

1. Iss natürlich – wenig verarbeitete Lebensmittel

Mit Lebensmitteln, die möglichst naturbelassen sind, nimmst du auch weniger Zucker, ungünstige Fette und unnötige Energie zu dir. Nimm frische Früchte und Gemüse und Flocken anstelle von Brot oder fertigem Müsli. Wähle Fleisch und Fisch anstelle von Würsten oder Fischstäbchen und Bohnen anstelle von Veggiplätzchen. Schnell werden du und dein Körper das **Mehr an Geschmack,** Vitaminen, Mineralstoffen, Spurenelementen sowie sekundären Pflanzenstoffen und Fasern zu schätzen wissen und nicht mehr missen wollen.

On top wirst du schnell merken, dass wenig verarbeitete Lebensmittel **besser sättigen**. Ihre Nährstoffe werden vom Körper langsamer aufgenommen. Dabei wird ein zusätzliches Sättigungshormon ausgeschüttet, das beim Verzehr verarbeiteter Lebensmittel kaum produziert wird.

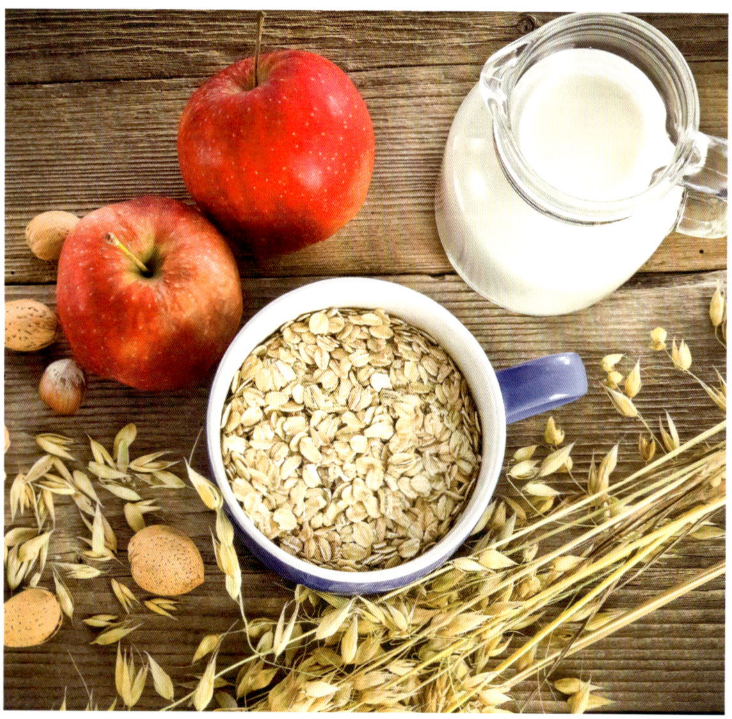

2. Iss nach der 3:3-Regel

Achte auf die 3:3-Regel: Drei Hauptmahlzeiten mit allen drei Hauptnährstoffen!

Ganz gleich ob du dein Körper definieren möchtest, dein Gewicht reduzieren oder vielleicht sogar zunehmen möchtest, immer gehören Kohlenhydrate, Fette und Proteine in alle deinen Hauptmahlzeiten.

Nummer 1: nährstoffreiche, komplexe und langsam verdauliche Kohlenhydrate

- Vollkornprodukte, Getreide (z. B. Buchweizen, Quinoa, Vollkornreis, Hirse und daraus gewonnene Flocken wie z. B. Gerstenflocken, Haferflocken)
- Vollkornnudeln, Kartoffeln
- Obst

Diese gesamte Gruppe der langsam verdaulichen Kohlenhydrate sind dein Energiesubstrat und füttern auch dein Mikrobiom. Dieses besteht zu 2 kg aus Bakterien, Pilzen und Viren, sitzt im unteren Darmabschnitt und ist wichtig für dein Wohlbefinden und deine Gesundheit.

So sollten sich deine Mahlzeiten zusammensetzen:

- ¼ Teller: Kohlenhydrate
- ½ Teller: Gemüse und Salat
- ¼ Teller: Protein
- dazu ein wenig hochwertige Fette

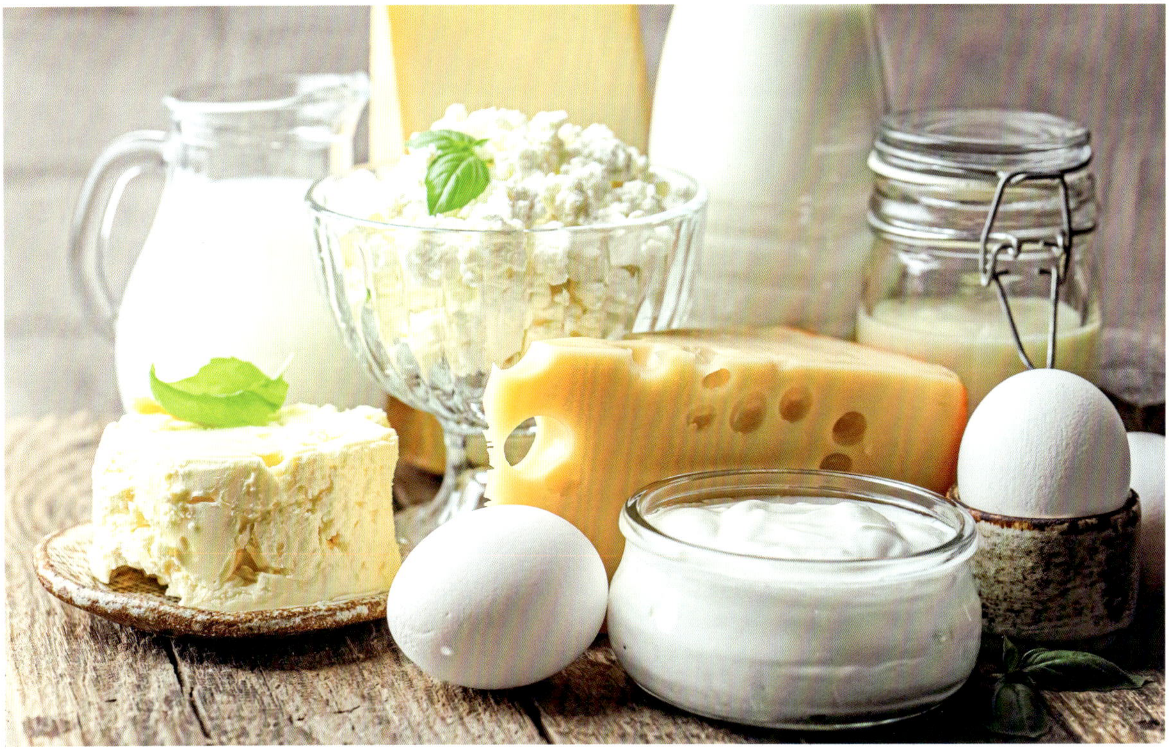

Nummer 2: wertvolle Fette

- kaltgepresste Öle (z. B. Olivenöl, Walnussöl, Leinöl, Hanföl, Rapsöl) für die kalte Küche
- hoch erhitzbares Rapsöl (HOLL), aber auch Kokosfett für die heiße Zubereitung
- Nüsse sind ebenfalls optimale Fettlieferanten (20–30 g am Tag)

Ausreichend sind 2–3 Esslöffel Öl pro Tag zum Anbraten, für Salate, für dein Porridge oder deinen Joghurt oder dort, wo es für die Zubereitung notwendig ist. Durch eine kleine Auswahl an unterschiedlichen Ölen stellst du sicher, dass du alle wertvollen Fettsäuren erhältst.

Achte darauf, dass du **möglichst wenig versteckte Fette** aus Fertiggerichten und -produkten, tierischen Lebensmitteln, Süßwaren, aber auch Frittiertem oder Paniertem isst! Verwende auch Butter oder Margarine sparsam. Stattdessen kannst du Quark, Pesto, Humus, Tomatenmark, Streichkäse, Avocado oder Senf nehmen.

Nummer 3: hochwertige Proteine – Proteine sind der Baustoff unseres Körpers

- Milchprodukte, proteinreiche pflanzliche Drinks, Ei
- Vollkornprodukte, Getreideflocken
- Nüsse
- Hülsenfrüchte (Bohnen, Linsen, Erbsen, Kichererbsen, Soja), Produkte daraus (z. B. Tofu, Kofu, Seitan)
- mageres Fleisch oder Fisch

Im Gegensatz zu Fetten und Kohlenhydraten sind wir auf die kontinuierliche Aufnahme von Proteinen angewiesen. Nimm daher zu jeder Hauptmahlzeit mindestens eines der oben genannten Lebensmittel. Gerade das **Frühstück** ist in Sachen Eiweiß für viele eine Herausforderung. Ein optimaler Start in den Tag und eine gute Alternative zu einem Marmeladebrot ist ein Müsli aus Hafer- und Sojaflocken mit Nüssen, Kernen und einem pflanzlichen Drink.

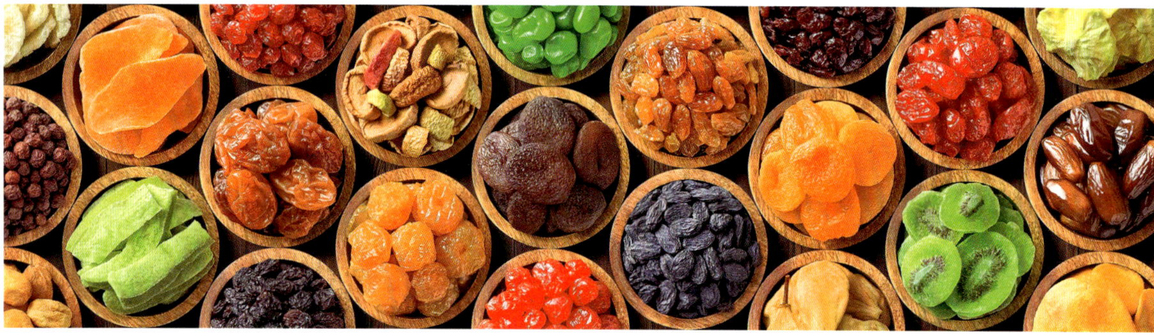

3. Wenn Snacks, dann wertvoll!

Wenn du zwischen den Mahlzeiten oder nach dem Training Hunger bekommst, greife zu wertvollen Snacks. **Vermeide süße oder fettreiche Snacks.** Wenn du seit mehreren Stunden nicht gegessen hast, dann plane etwa eine Stunde **vor dem Training** eine kleine leichte Mahlzeit ein. Hier eignen sich eine Frucht, Trockenfrüchte, Getreidewaffeln oder ein Joghurt mit Flocken.

Nach dem Training ist es entscheidend, was dein Ziel ist. Wenn du Gewicht reduzieren möchtest, dann greife zu proteinreichen Snacks mit wenig Kohlenhydraten. Versuche es mit Gemüsesticks mit einem feinen Kräuterdip aus Quark, gegrillte Kichererbsen oder ein selbst gemachtes Proteinshake. Möchtest du dein Gewicht stabil halten oder sogar zunehmen, ergänze deinen Proteinsnack mit Kohlenhydraten und Ölen. So füllst du deine Reserven wieder auf.

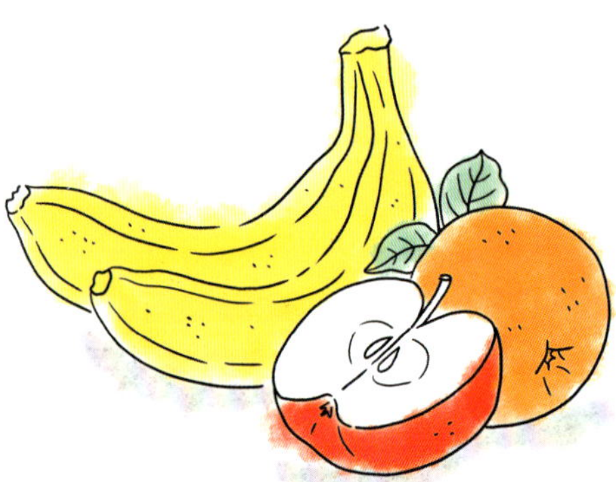

4. Keine Furcht vor Heißhunger!

Lasse keine Mahlzeit aus! Dies führt nur dazu, dass du hungrig bist und wahllos isst.
Achte auf die 3:3-Regel!
Wenn dir Kohlenhydrate fehlen oder du häufiger zu süßen, kohlenhydrathaltigen Lebensmitteln greifst, dann nehmen auch die Gelüste auf Süßes zu. Fehlt dir Protein in der Mahlzeit, kommt es zu einer unzureichenden Sättigung und du läufst Gefahr, von anderen Komponenten mehr zu essen. Sind es vielleicht nur **Gelüste oder ein lieb gewonnenes Ritual?** Hier gilt leider: „Da musst du durch!“ Denn Gelüste verschwinden wieder und Rituale lassen sich umprogrammieren. Meist handelt es sich dabei nämlich um eine Belohnung, Langeweile, eine willkommene Pause oder Ablenkung.

Wie wäre es, wenn du jetzt ein wenig hullerst? Um diese Lücke sinnvoll zu füllen, wäre es jetzt optimal, dich mit Hula Hoop abzulenken und wieder Energie zu tanken. Musik aufdrehen, Hula-Reifen holen und einfach loshullern!

WAS IST EIGENTLICH MIT DEM TRINKEN?

Wenn du etwa eine Stunde lang den Reifen schwingst oder einen anderen Sport machst, benötigst du 0,5–0,6 Liter mehr Flüssigkeit. Bei einem normalen Flüssigkeitsbedarf von 1,5–2 Litern pro Tag musst du also gut einen halben Liter zusätzlich trinken. Greife hier auf jeden Fall zu ungesüßten und energiefreien Durstlöschern! Als Freizeitsportlerin brauchst du kein Extra an Elektrolyten. Mineralwasser oder auch eine selbst gemachte Erfrischung ohne Zucker sind sehr gut. Bei intensivem Training oder auch bei Training an heißen Tagen, bei dem du vermehrt schwitzt, kann es aber durchaus sinnvoll sein, Elektrolyte in Form von Iso-Drinks zuzuführen.

Mehr zum Trinken findest du auf den folgenden Seiten.

Wusstest du, dass der Mensch bis zu 70 % aus Wasser besteht? Mit zunehmendem Alter sinkt jedoch der Wassergehalt des Menschen, unter anderem auch, weil unsere Muskelmasse abnimmt. Daher noch ein Grund für Hula Hoop!

Doch unser Flüssigkeitsbedarf wird nicht alleine nur über Wasser gedeckt. Du entscheidest darüber, wie viel zusätzliche Flüssigkeit du aufnehmen musst. Isst du zum Beispiel eher wasserreich, d. h. viel Gemüse und Früchte, Suppen, Joghurt, so reichen 1,5–2 Liter energiefreie Getränke pro Tag. Wählst du aber vermehrt wasserarme Lebensmittel wie Brot, Knäckebrot, Nüsse, Kerne und Samen, dann sollte deine Trinkmenge mind. 2,5 Liter betragen.

Auch vermehrtes Schwitzen, Bewegung oder einfach nur das Trinken zu vergessen, kann bei einem Verlust von nur 0,5 % bereits zu Durchblutungsstörungen, Schwindel und Übelkeit führen. Und dann braucht es einen zusätzlichen Tag, um die Flüssigkeitsverluste wieder auszugleichen. Also lasse es erst gar nicht soweit kommen, sondern nimm dein Getränk zum oder spätestens nach dem Hullern zu dir!

Was trinken?

Energiefrei soll es sein. Wusstest du, dass häufig in erster Linie zuckerreiche Getränke für eine Gewichtszunahme verantwortlich sind? Schade, denn gerade bei uns ist **Leitungswasser** das am strengsten kontrollierte Lebensmittel. Still oder mit einem Wassersprudler mit Kohlensäure versetzt, kann es bedenkenlos getrunken werden. Aber natürlich kannst du auch **Mineralwasser** – ob mit Kohlensäure oder still – als Durstlöscher nehmen. Hier lohnt es sich abzuwechseln, denn Geschmäcker sind verschieden. Gerade Mineralwasser eignet sich gut, um zusätzlich Kalzium und Magnesium zuzuführen. Schau daher auch auf das Etikett.

Kaffee und schwarzer Tee zählen auch zur Flüssigkeit, doch übertreibe es nicht.

Nur Wasser ist nichts für dich?

Dann probiere es doch mal mit **Tee**! Lasse deinen Lieblingstee kalt werden und gebe Eiswürfel dazu. Außerdem gibt es mittlerweile auch Früchtetees, die man mit kaltem Wasser zubereiten kann. Auch **Saftschorlen** eignen sich sehr gut. Versuche ein Mischungsverhältnis von 4 Teile Wasser: 1 Teil Fruchtsaft. So bleibt der Zuckergehalt in Maßen.

Du wirst sehen: Mit der richtigen Ernährung und genug Trinken gelingt dir dein Hula Hoop-Training noch besser!

Viel Erfolg,
deine Corina Palladino

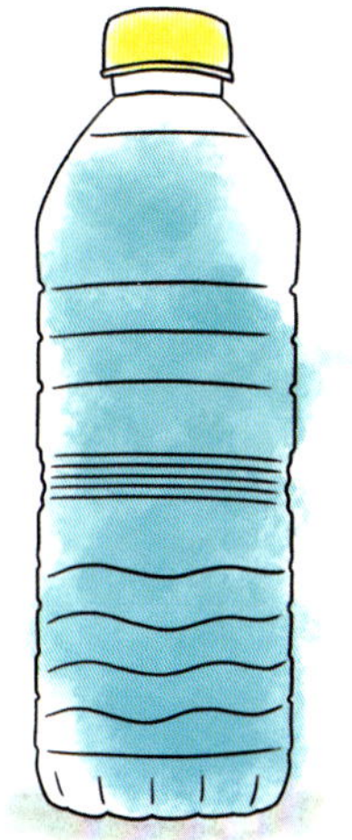

Tipp: Gib dem Wasser in deiner Trinkflasche oder deinem Glas mit einer dünnen Scheibe Zitrone, Gurke, Ingwer oder mit frischer Pfefferminze etc. einen spritzigen Kick!

Ausreichend trinken – ein paar Tipps:

- Trinke **zu jedem Essen** mindestens ein Glas Wasser.
- Stelle dir ein großes Glas oder eine Trinkflasche **gut sichtbar** bereit. Das erinnert dich ans Trinken.
- Wenn die Flasche leer ist, **fülle sie sofort wieder auf**!
- Plane bei der Arbeit mehrere **kurze Pausen** ein. Das erhöht die Konzentration, und du kannst etwas trinken.
- **Abwechslung tut gut!** Trinke neben Wasser auch mal ungesüßten Tee, mal eine Saftschorle und auch mal einen Kaffee. Das macht Lust auf mehr!
- **Mach langsam mit dem Alkohol!** Alkohol entzieht dem Körper Flüssigkeit und Mineralstoffe. Daher kommt der Kater nach übermäßigem Alkoholkonsum. Aber auch kleine Mengen führen bereits zu Flüssigkeitsverlust.

Fitness-Drinks

Ja, die Auswahl ist grenzenlos. Von grell und bunt, über Vitaminbooster, Proteinshakes und Figurdrinks. Sie versprechen alles Mögliche, von der „Stärkung der Leistungsfähigkeit" bis hin zu „kann helfen, das Immunsystem zu stärken". Schaut man jedoch genauer hin, wird schnell klar, dass der gute Geschmack von Zucker oder Süßstoffen sowie Aroma-, Farb- und Konservierungsstoffen stammt.

Das geht auch anders! Fitness-Drinks kannst du sehr gut **selbst herstellen**. Dann weißt du genau, was drin ist, und kannst die Drinks deinem persönlichen Geschmack anpassen.

Auf den folgenden Seiten findest du **drei Kategorien von Rezepten**:

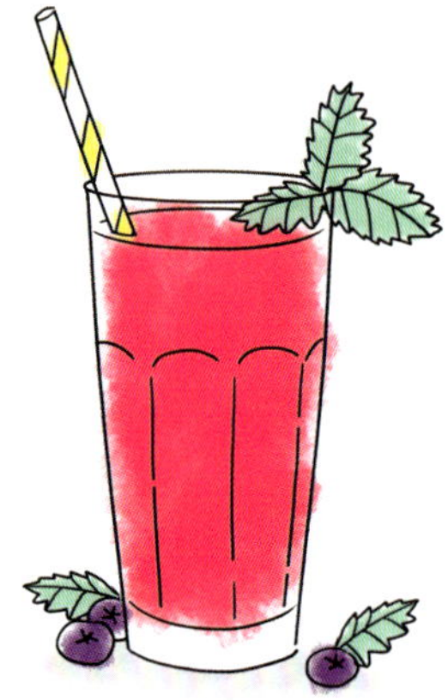

Durstlöscher

Den Flüssigkeitsverlust durch Sport und Anstrengung sollte man unbedingt durch viel Trinken ausgleichen. Wem Wasser zu langweilig ist, mischt sich einfach einen schmackhaften Durstlöscher.

Spezielle **isotonische Getränke** sind erst ab einer intensiven sportlichen Leistung von mehr als einer Stunde zu empfehlen. Sie enthalten Mineralstoffe bzw. Elektrolyte im selben Verhältnis wie

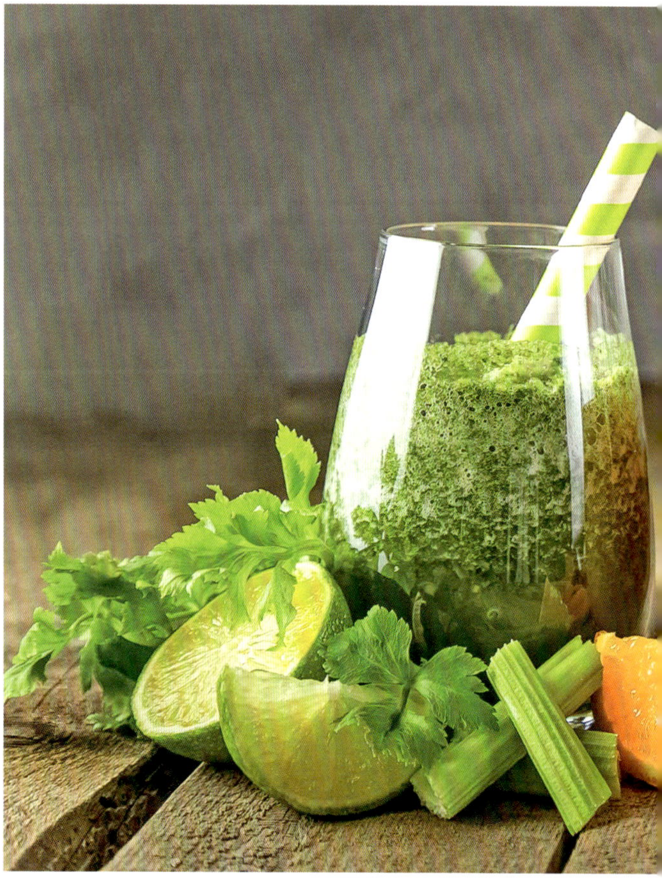

unser Blut. Daher können sie besonders schnell aufgenommen werden. Apfelsaftschorle oder alkoholfreies Bier sind an sich schon isotonisch.

Smoothies

Mal keine Zeit für's Frühstück? Oder du hast morgens einfach keinen Hunger, willst aber der Heißhunger-Attacke am späten Vormittag vorbeugen? Hier sind Smoothies als **Mahlzeiten-Ersatz** eine gute Möglichkeit. Sie lassen sich auch super vorbereiten und z. B. unterwegs genießen. So bekommst du die nötige Energie für dein Hula Hoop-Training!

Protein-Shakes

Wenn es dir bei Hula Hoop um **Muskelaufbau** geht, kannst du das nach dem Training wunderbar mit Protein-Shakes unterstützen. Du kannst sie schnell in 5–10 Minuten mixen und auch schon vor dem Training vorbereiten.
Die beiden Shakes in diesem Buch enthalten jeweils 15–20 g Protein und 160–230 kcal. Dies ist vergleichbar mit dem Energie- und Proteingehalt von gekauften Proteinshakes. Mit selbst gemixten Shakes hast du jedoch erfrischende, sättigende Shakes nach deinem Geschmack! Magerquark, Kefir und Buttermilch bilden hier die **vegetarische Proteinquelle**. Lebst du **vegan**, eignen sich Skyr aus Soja und Sojadrink. Die anderen Pflanzendrinks enthalten etwas weniger Protein, du kannst sie jedoch auch nehmen.

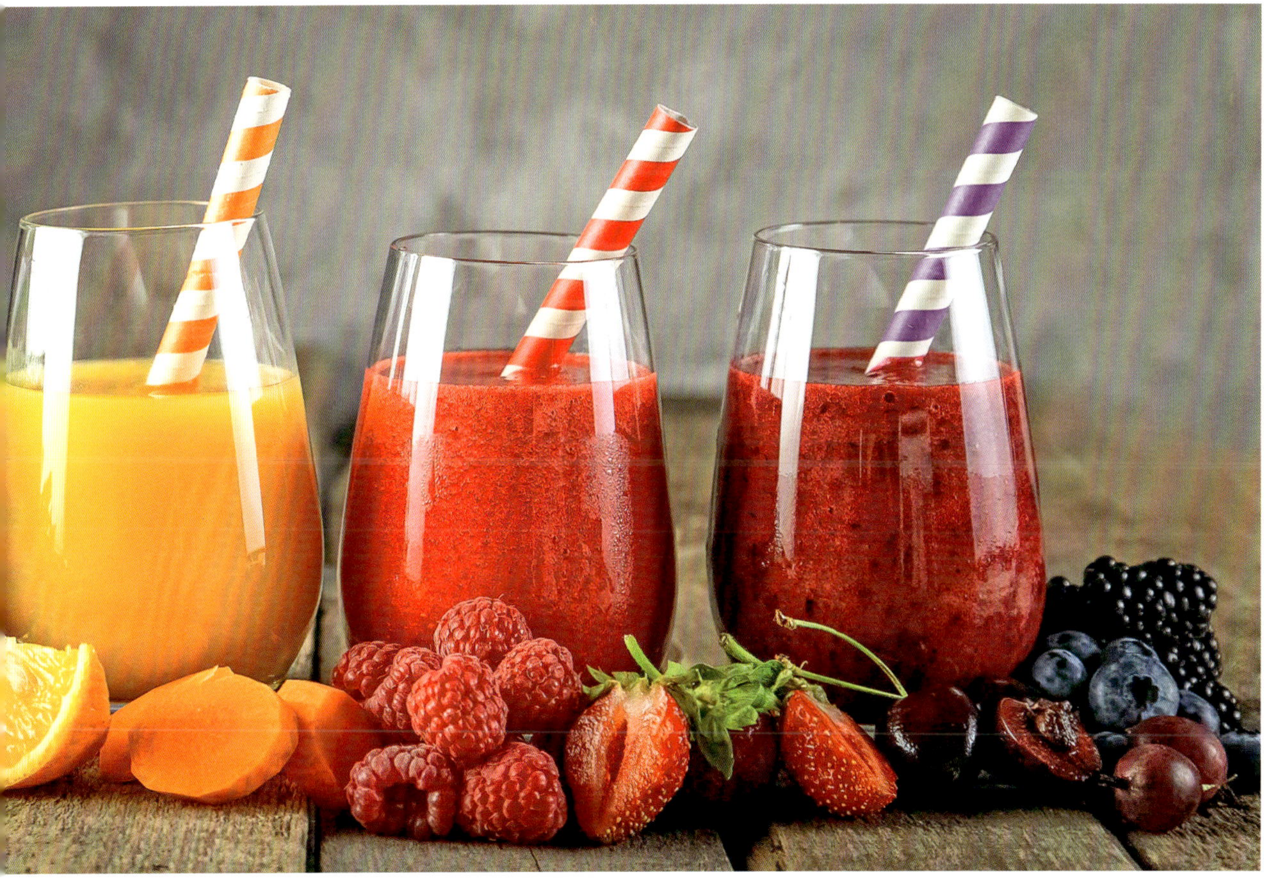

Gurken-Zitronen-Wasser

ZUTATEN

- 250 ml stilles Wasser
- 5 dünne Scheiben Salatgurke
- 5 dünne Zitrone
- auf Wunsch 3 Eiswürfel

Wasser ist das Getränk schlechthin. Es ist in allen möglichen Varianten erhältlich und bei uns kann man sogar Leitungswasser bedenkenlos trinken. Für das schnelle Durstlöschen zwischendurch oder beim Sport ist Wasser einfach ideal. Natürlich wird es irgendwann langweilig, nur Wasser zu trinken. Aber da kannst du mit ein paar Zugaben leicht Abhilfe schaffen!

ZUBEREITUNG

Dieses supereinfache Rezept schmeckt am besten mit kaltem Wasser aus dem Kühlschrank. Schneide je fünf dünne Scheiben von der Gurke und der Zitrone ab und gib sie in dein Glas oder eine Flasche. Achte auf eine breite Öffnung, damit du die Gurken- und Zitronenscheiben anschließend auch wieder herausbekommst. Gieße dann das kalte Wasser ein und gib auf Wunsch auch drei Eiswürfel dazu.
Der leichte Gurke-Zitrone-Geschmack macht Lust auf Trinken! Du kannst die Scheiben auch längere Zeit im Glas lassen und einfach nur Wasser nachgießen.

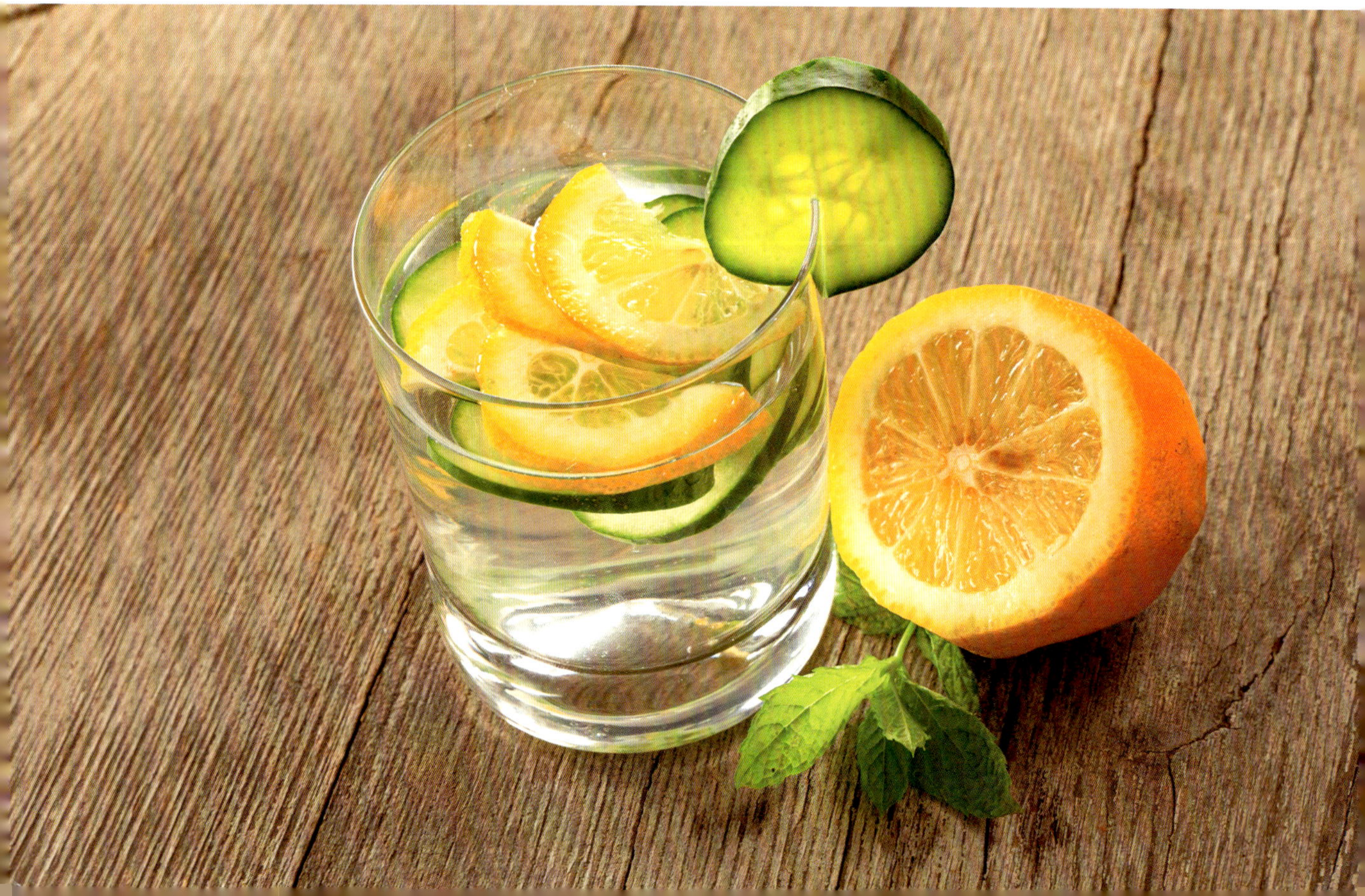

Orangen-Limetten-Eistee

ZUTATEN

- 300 ml kalter Tee
- Eiswürfel
- ½ Orange
- ½ Limette
- auf Wunsch etwas Agavendicksaft

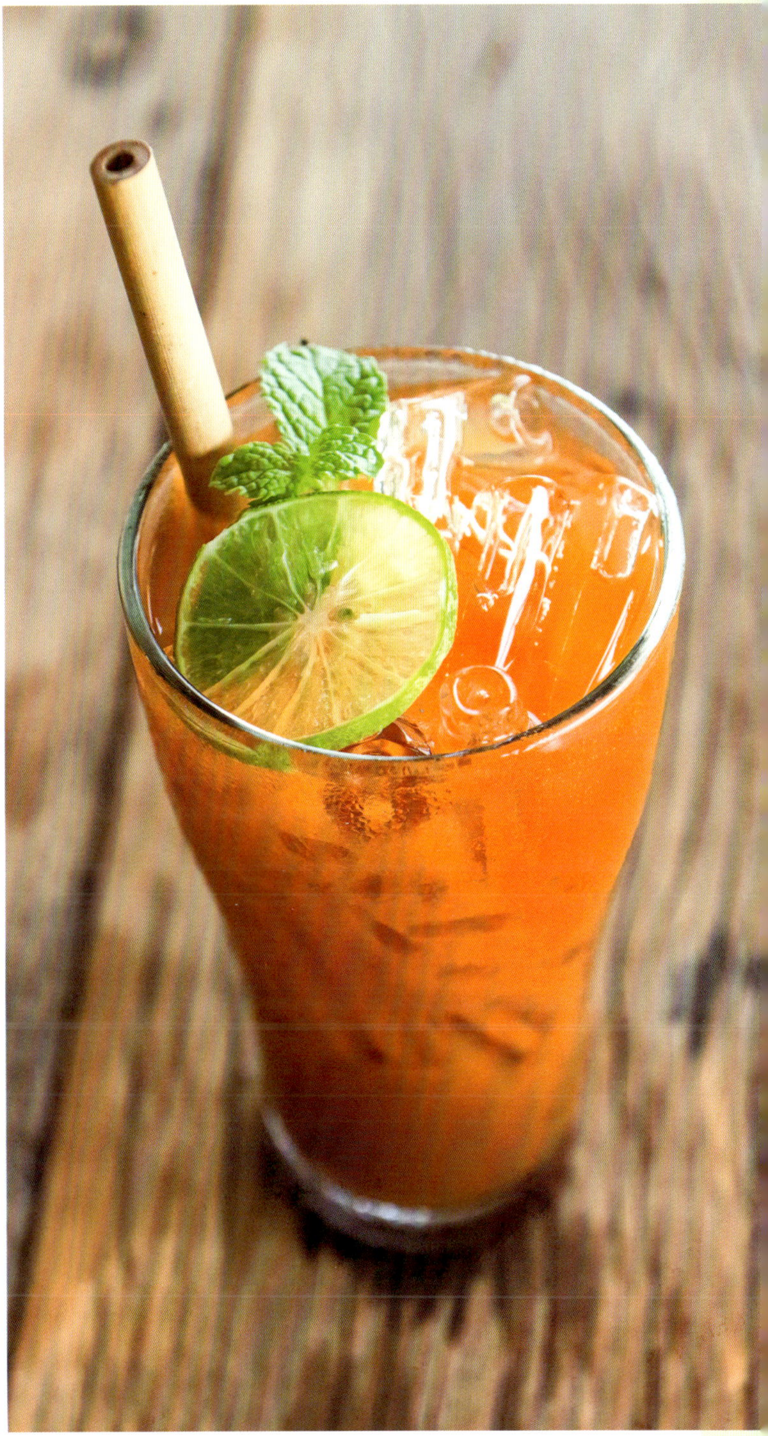

Eistee ist einfach lecker und ein toller Durstlöscher. Und besonders grünem und weißem Tee werden viele gesundheitsfördernde Eigenschaften zugesprochen. Bei den Teesorten und den Früchten, die du verwendest, sind deiner Fantasie keine Grenzen gesetzt!

ZUBEREITUNG

Bei diesem Rezept musst du etwas vorarbeiten: Gieße deinen Lieblingstee mit heißem Wasser auf, lasse ihn die entsprechende Zeit ziehen und dann abkühlen. Schneide dann je drei, vier dünne Scheiben von der halben Limette und der halben Orange ab und gibt sie mit ein paar Eiswürfeln zum Tee. Den Rest der Früchte presst du mit der Zitronenpresse aus und gießt den Saft zum Tee.

Damit es etwas süß schmeckt, kannst du Agavendicksaft dazugeben. Dieser löst sich gut auf und schmeckt leicht fruchtig.

Iso-Colada: Kokoswasser mit Ananas

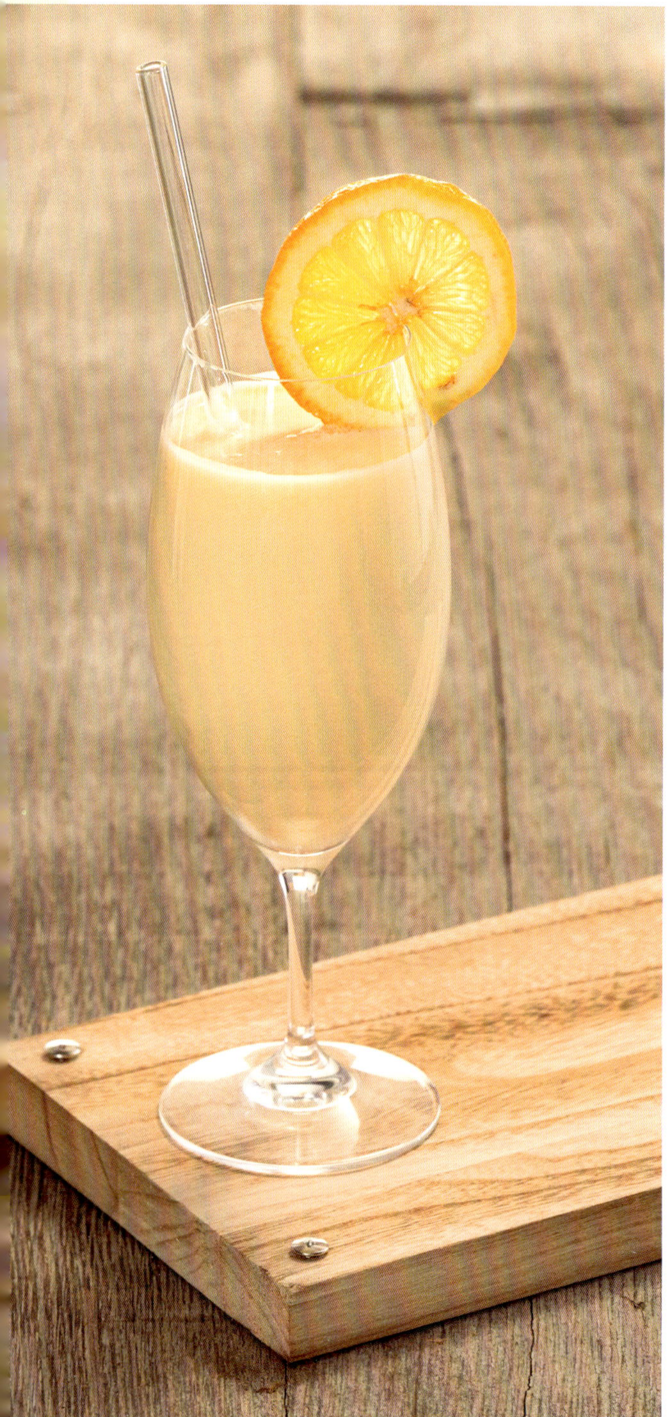

ZUTATEN

- 200 ml Kokoswasser
- 75 ml Ananassaft
- 1 Schuss flüssige Sahne oder Kokosmilch
- kleine Prise Himalaya-Salz
- auf Wunsch 1 Spritzer Zitronensaft

Kokoswasser ist der flüssige Inhalt von Kokosnüssen. Die klare Flüssigkeit hat sehr wenige Kalorien und enthält nur wenig Zucker – und das, obwohl Kokoswasser eigentlich ein Fruchtsaft ist.

ZUBEREITUNG

Einfacher geht es kaum: Fülle das Kokoswasser in ein hohes Glas und gieße den Ananassaft dazu. Gib dann ein wenig flüssige Sahne oder Kokosmilch hinein. Fange mit wenig an und probiere, bevor du mehr dazugibst, damit die Iso-Colada schön leicht schmeckt.
Für deinen Salzhaushalt kannst du noch eine kleine Prise Himalaya-Salz hinein streuen. Aber auch hier: Vorsicht! Nicht zu viel!
Den tropischen Drink kannst du mit einem Spritzer Zitronensaft abrunden.

Achte darauf, für deine Drinks **Säfte** zu verwenden. Die Bezeichnung „Fruchtnektar" auf der Packung besagt, dass das Getränk bis zu 25 % des Gesamtgewichts an Zucker enthalten darf. Der Anteil an Fruchtsaft bzw. Fruchtmarkt muss je nach Obst mindestens 25 % bis 50 % betragen.

Tipp: Mit einem **Entsafter** kannst du deine Säfte auch selbst herstellen. Das ist zwar etwas aufwendiger, aber dafür weißt du genau, was du hast!

Iso-Himbeere

ZUTATEN

- 500 ml Wasser
- 40 ml Himbeersirup
- eine Prise Salz (ca. 0,6 g)
- auf Wunsch eine Handvoll Himbeeren und Eiswürfel

Dieser Drink ist super, um ihn nach einer Intensiveinheit Hullern zu genießen. Dein Wasser- und Elektrolythaushalt kann so optimal ausgeglichen werden, weil Flüssigkeitsverluste durch Schwitzen schnell kompensiert werden.
Natürlich kannst du anstelle des Himbeersirups auch andere Sirupe verwenden.

ZUBEREITUNG

Gieße den Himbeersirup am besten in eine Sportflasche und fülle die Flasche dann mit 500 ml Wasser auf.
Und wie die meisten schmeckt auch dieser Himbeer-Isodrink am besten mit Wasser aus dem Kühlschrank. Es sollte jedoch nicht kälter als 10 °C sein.
Wenn du den Drink lieber aus einem Glas genießen möchtest, kannst du auch eine Handvoll Himbeeren und für's Cocktail-Gefühl ein paar Eiswürfel dazugeben.

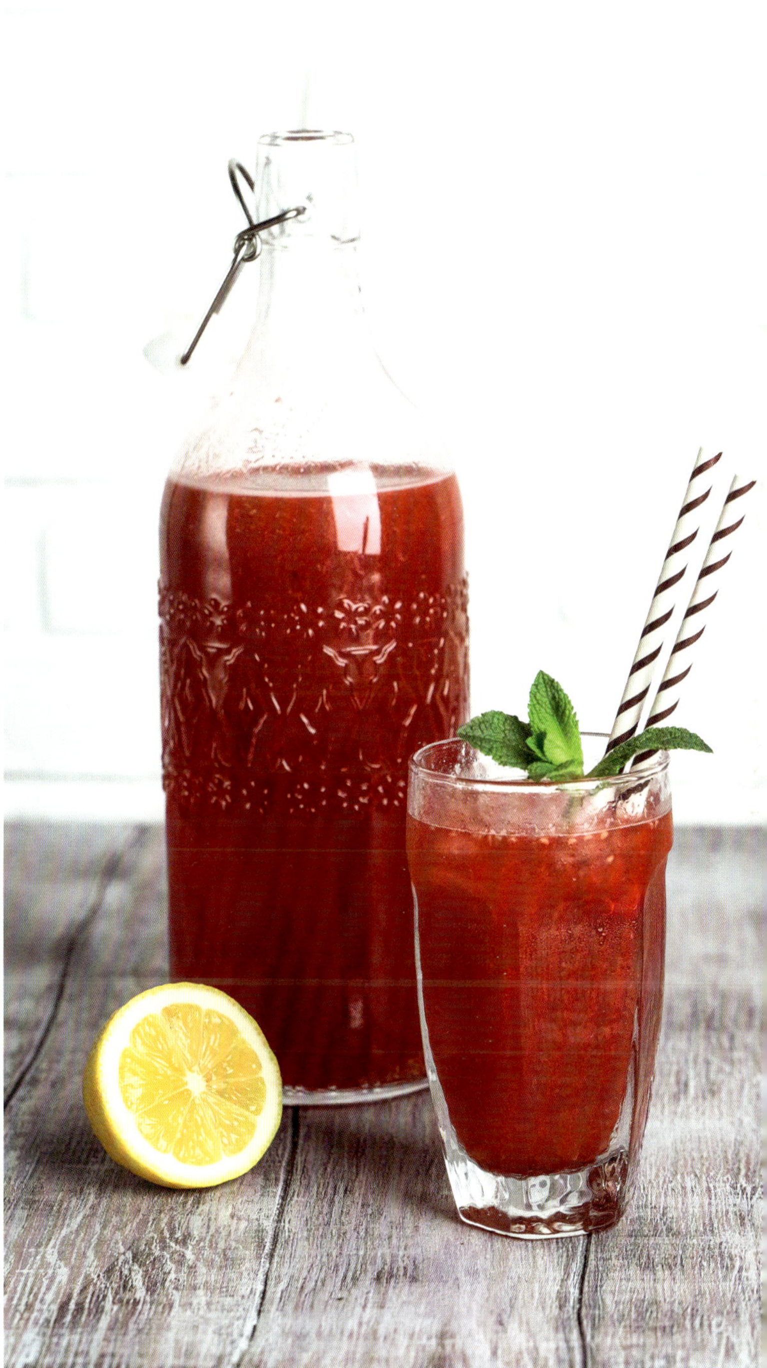

Iso-Saftschorle
Einen isotonischen Drink kannst du auch ganz einfach mit Saft zubereiten. Halte dich dann an dieses Mischverhältnis:
2 Teile Wasser : 1 Teil Saft +
pro Liter Getränk ½ Teelöffel Salz

Beeren-Kokos-Smoothie

ZUTATEN

- 200 g Beeren (Heidelbeeren, Himbeeren, Brombeeren)
- 5–10 g Ingwer
- 75 ml Kokoswasser
- evtl. 1 TL Flohsamenschalen

Dieser beerige Smoothie schmeckt fruchtig frisch und erhält durch den Ingwer eine leichte Schärfe. Das fettfreie, isotonische Kokoswasser rundet den Smoothie wunderbar ab.
Wenn du möchtest, dass dein Smoothie etwas mehr Bindung bekommt, kannst du noch etwas Flohsamenschale hinzugeben.

ZUBEREITUNG

Gib die Beeren in deinen Smoothie-Mixer. Wenn sie tiefgefroren sind, lasse sie vorher etwas antauen. Schäle den Ingwer, reibe ihn und gib ihn zu den Beeren. Auch die Flohsamenschalen kannst du schon dazugeben.
Gieße das Ganze mit dem Kokoswasser auf und püriere es. Schaue, welche Konsistenz dir am besten gefällt. Magst du es noch etwas grober oder schon ganz smooth?

Tipp: Es gibt tiefgefrorene Beerenmischungen, die sich hervorragend für diesen Smoothie eignen. Meist enthalten Sie auch noch Erdbeeren – lecker!

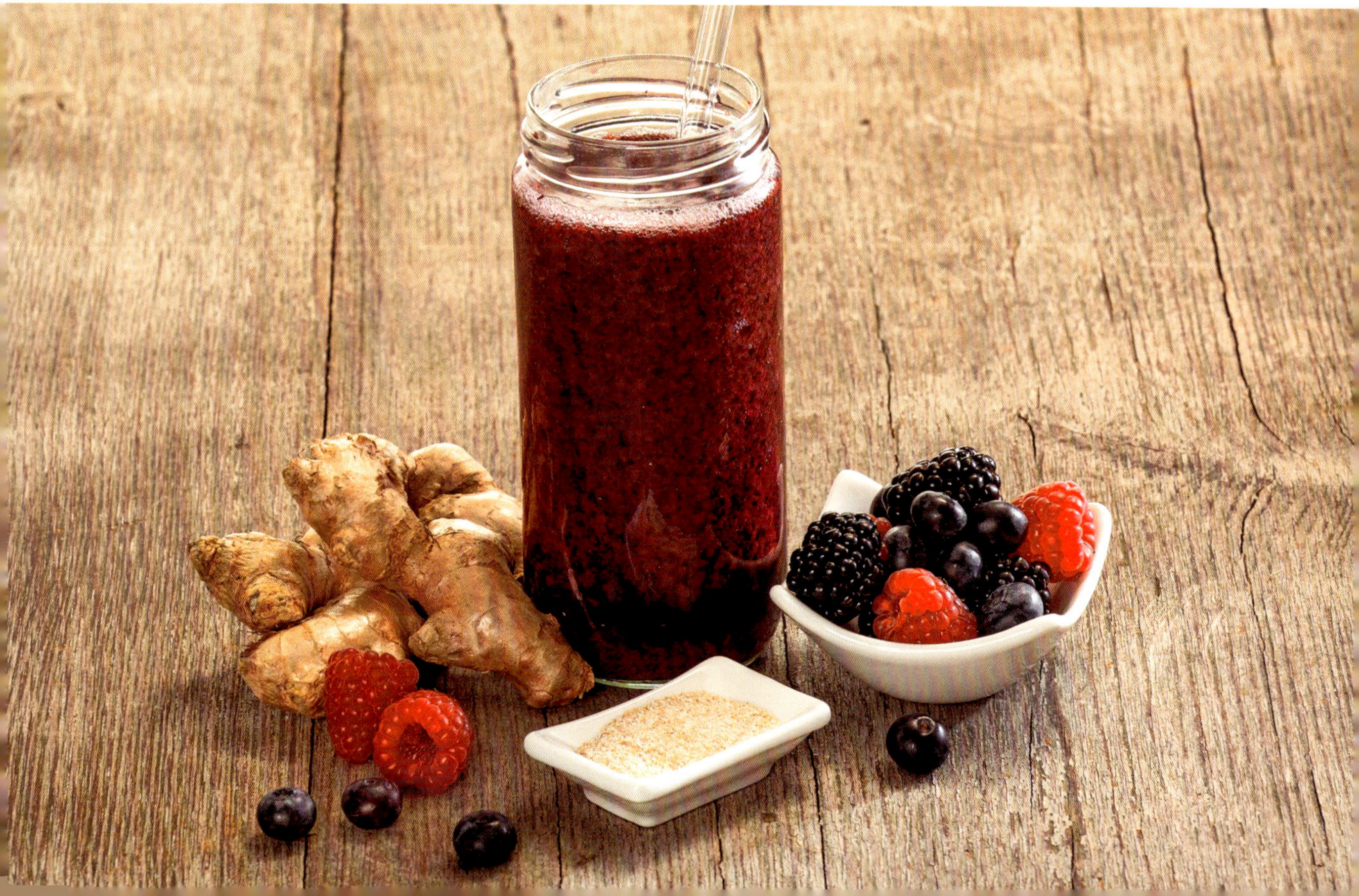

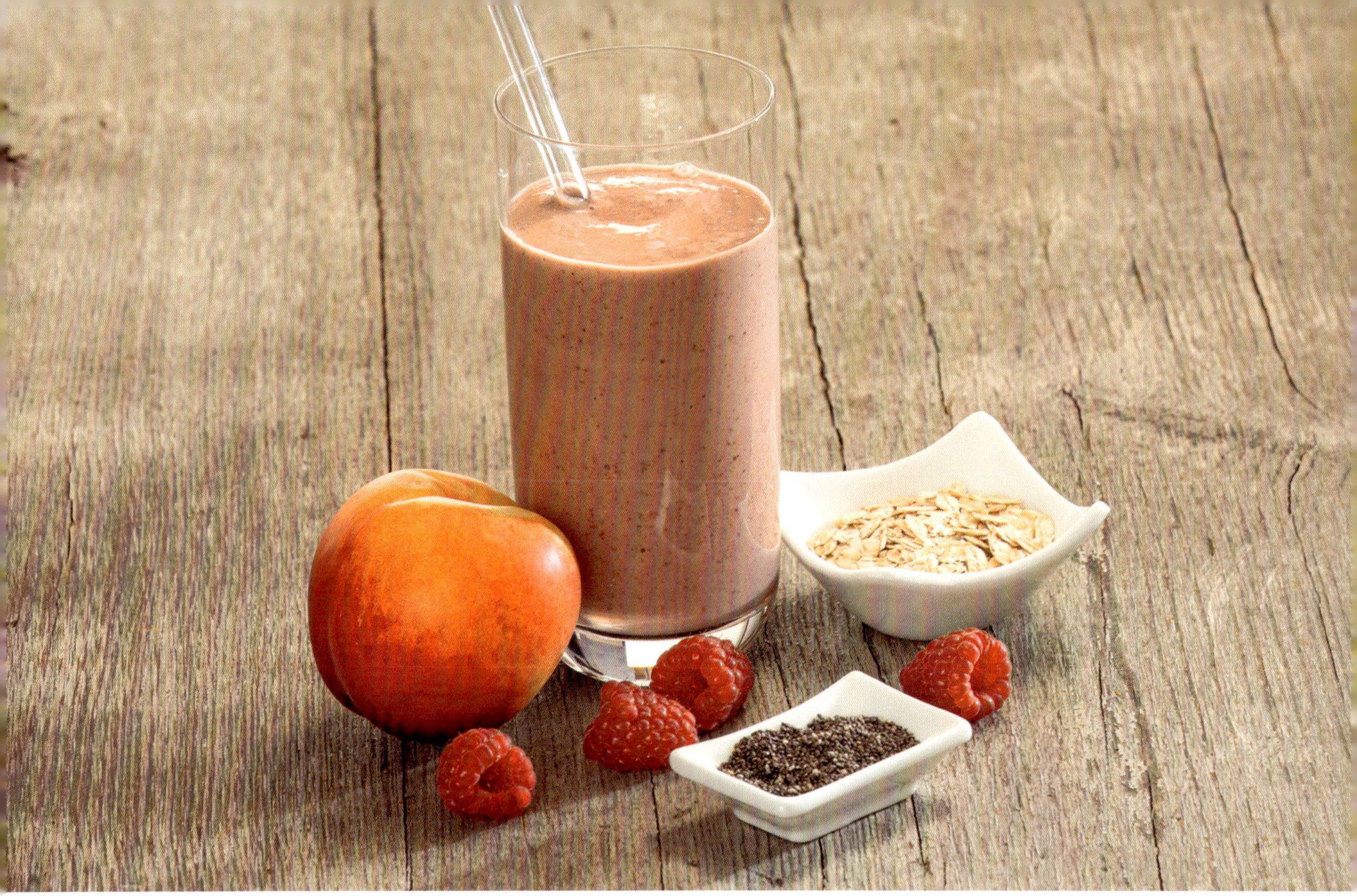

Nektarinen-Himbeer-Smoothie

ZUTATEN

- 20 g Haferflocken
- 75 ml Wasser
- 125 ml Milch oder pflanzliche Milch
- ½ El Chiasamen
- 1 El Nussmus
- 1 Nektarine
- 110 g gefrorene oder frische Himbeeren

Dieser Smoothie ist durch die Haferflocken und das Nussmus eine eigene kleine Mahlzeit. **Super zum Frühstück**, damit du mit Power in deinen Huller-Tag starten kannst!

ZUBEREITUNG

Gib die Haferflocken in eine kleine Schüssel, gieße das Wasser darüber und vermische alles. Lasse die Mischung über Nacht einweichen, am besten im Kühlschrank.

Gib die eingeweichten Haferflocken in deinen Smoothie-Mixer und gieße die Milch oder Pflanzenmilch darüber. Wasche und entsteine die Nektarine, schneide sie in grobe Stücke und gib sie mit den Himbeeren in den Mixer. Auch die Chiasamen und das Nussmus kommen jetzt dazu. Alles gut pürieren. Wenn die Konsistenz nicht flüssig genug ist, kannst du noch etwas Wasser oder Milch dazugeben.

Vegan Blue Lady: Protein-Shake

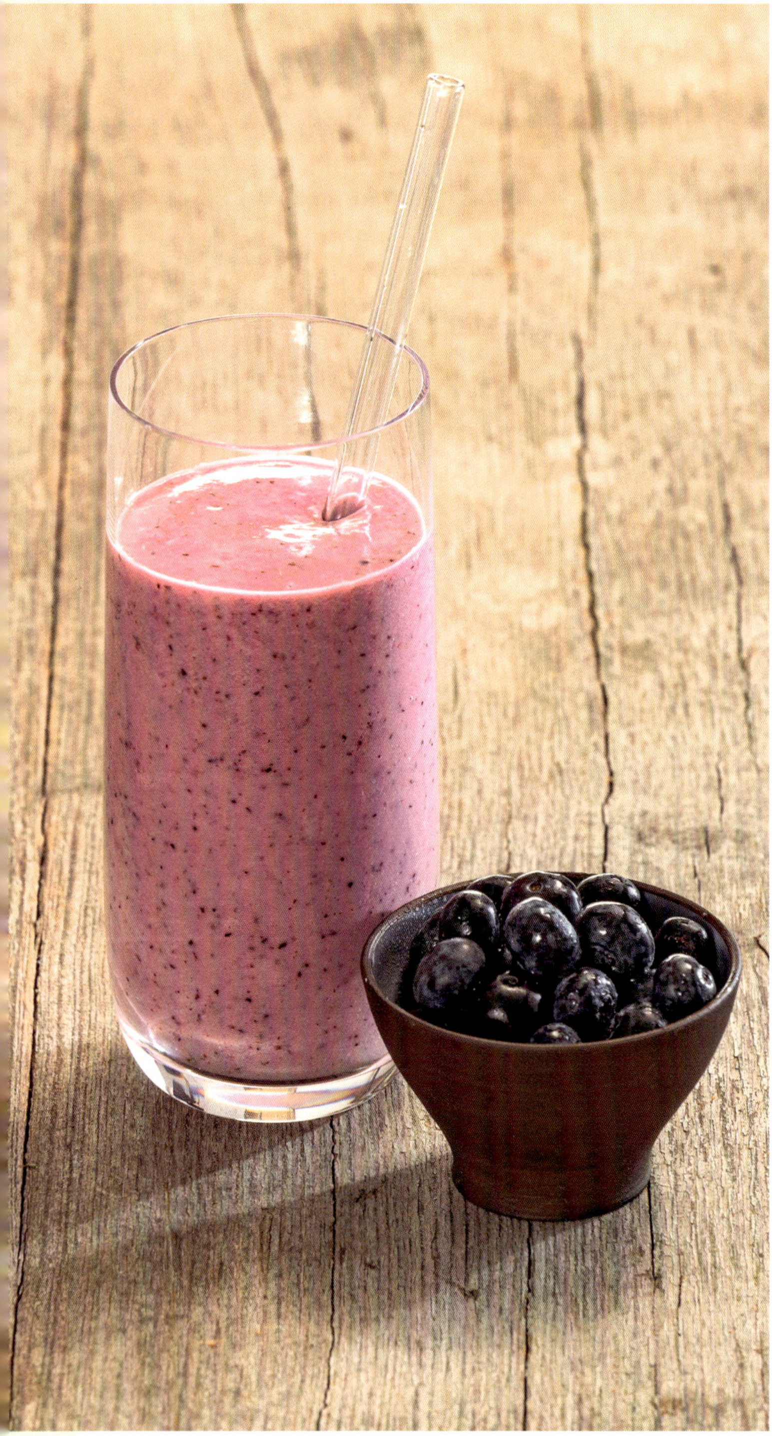

ZUTATEN

- 50 g Heidelbeeren
- 1 EL Apfelmark
- 200 g Skyr aus Soja ohne Zucker
- 150 g Sojadrink ohne Zucker oder Mandeldrink

Diesen Protein-Shake kannst du ganz schnell zubereiten. Es ist sogar vegan: Skyr und Sojadrink liefern ganz ohne tierische Bestandteile die wichtigen Proteine für deinen Muskelaufbau.

ZUBEREITUNG

Gib die Beeren in deinen Smoothie-Mixer und füge das Apfelmark aus dem Glas hinzu. Du kannst natürlich auch einen Standmixer oder einen Stabmixer in einem schmalen Gefäß verwenden.
Dann kommt das Skyr dazu. Jetzt alles gut durchmixen. Zum Abschluss gießt du noch den Sojadrink dazu und mixt alles, bis eine schöne, cremige Konsistenz entsteht.

Tipp: Wenn du den Protein-Shake im Vorhinein zubereitest, z. B. weil du ihn für unterwegs mitnehmen willst, bewahre ihn unbedingt im Kühlschrank auf!

Butterfly Berry: Protein-Shake

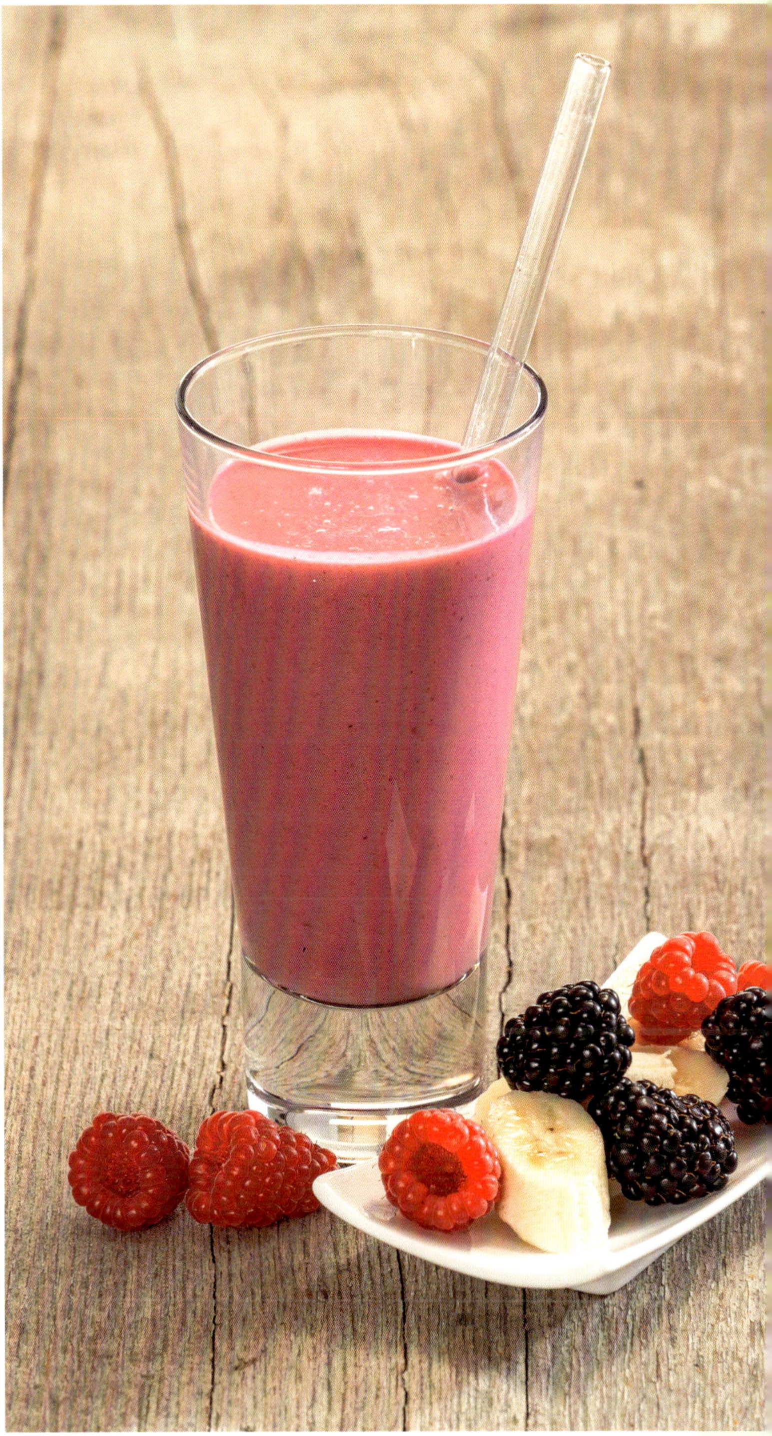

ZUTATEN

- 50 g Himbeeren
- 50 g Brombeeren
- ¼ Banane
- 150 ml Buttermilch
- 100 g Magerquark

Dieser Protein-Shake ist nicht nur super für den Muskelaufbau, sondern hat sogar das Potenzial zum Lieblingsshake. Denn wenn du Buttermilch und Magerquark in der Tiefkühltruhe leicht anfrieren lässt oder beim Mixen zwei Eiswürfel dazugibst, wird es fast wie ein Shake aus der Eisdiele!

ZUBEREITUNG

Gib die Himbeeren, Brombeeren und das Stück Banane in deinen Mixer (Smoothie- oder Standmixer) oder püriere es mit dem Pürierstab in einem schmalen Gefäß. Gieße dann die Buttermilch dazu und mixe alles gut durch. Zum Schluss kommt noch der Magerquark dazu. Noch einmal mixen, bis du eine cremige, aber gut trinkbare Konsistenz hast. Fertig – lecker!

Tipp: Bananen lassen sich gut portionieren, indem man sie einfach halbiert oder viertelt, ohne sie zu schälen. Bewahre den Rest im Kühlschrank auf. Ziehe die Schale erst ab, wenn du das Bananenstück brauchst, und schneide das Braune an der Schnittfläche dünn ab.

SMOOTHIE-BAUKASTEN

Smoothies sind eine optimale Möglichkeit, Vitamine, Mineralstoffe und auch Energie lecker zu verpacken. Wusstest du, dass das Wort „Smoothie" für fein und cremig steht? Die Konsistenz deines Smoothies sollte daher nicht zu sauer, nicht krümelig und leicht zu trinken sein. So können die darin enthaltenen Früchte, Gemüse und auch Gewürze ihr volles Aroma entfalten.

Der feine Unterschied zu gekauften Smoothies!
Gekaufte Smoothies unterliegen keiner lebensmittelrechtlichen Vorgabe, sie enthalten daher häufig einen hohen Anteil Früchte oder auch Fruchtsaft. Dadurch kann der Anteil an verschiedenen Zuckern sehr hoch sein. Außerdem dürfen fertigen Smoothies auch Zucker oder zuckerähnliche Verbindungen beigefügt werden. Studiere hier also die Zutatenliste genau – oder noch besser: **Mache dich selbst ans Mixen!**
Achte darauf, **mehr Gemüse als Früchte** zu verwenden. So bleibt der Fruchtzuckergehalt gering, und einem unbeschwerten Genuss steht nichts im Wege.

Flüssigkeit	Bindemittel	Obst
Wasser 150 ml	Banane 1	Mango ½
Grüner Tee, kalt 150 ml	Avocado 1	Ananas 1 dicke Scheibe
Fruchtsaft 150 ml	Chiasamen ½ EL	Erdbeeren, Himbeeren, Heidelbeeren 75 g
Kokosmilch 50 ml + 100 ml Wasser	Flohsamenschalen 1 TL	Kiwi 2
Pflanzliche Milch 150 ml	Haferflocken 1 EL	Pfirsiche oder Nektarinen 2
Kokoswasser 150 ml	Dinkelkleie 1 EL	Wasser- oder Honigmelone 75 g
Joghurt 2 EL + 100 ml Wasser	Nussbutter 1 EL	Apfel 1

Plane deinen Smoothie als **Zwischenmahlzeit** ein, denn in der Regel deckst du damit bereits eine bis zwei Fruchtportionen ab.
Mit dem folgenden Baukasten gelingt auch dir ein feiner Smoothie:

- **Flüssigkeit**, damit man den Smoothie trinken kann
- **Obst und Gemüse**: zwei wichtige Zutaten! Mindestens eines von beiden gehört in jeden Smoothie – ohne Schale und Kerne. Beides sollte frisch und gut gewaschen und geputzt sein.
- **Bindemittel** für eine cremige Konsistenz
- **Kräuter & Gewürze** für den besonderen Kick
- **Extras** auf Wunsch und je nach Geschmack

Diese Smoothies enthalten ausschließlich Zucker aus Früchten. Es wurde bewusst auf Zucker oder auch alternative Süßungsmittel wie Honig, Agavensirup etc. verzichtet, denn auch diese erhöhen den Zuckergehalt.

Gemüse	Kräuter & Gewürze	Extras
Gurke ¼–½	Minze 1 kleine Handvoll	Dill
Spinat 1 große Handvoll	Zitronenmelisse 1 kleine Handvoll	1 TL gemahlene Mandeln
Mangold 1 große Handvoll	Petersilie 1 kleine Handvoll	Vanille
Blattsalate 1 große Handvoll	Basilikum 1 kleine Handvoll	Kakaopulver 1 EL
Weiß- oder Spitzkohl 1 Handvoll	Ingwer daumengroßes Stück	Hanf- oder Leinöl 1 TL
Grünkohl 1 Handvoll	Muskatnusspulver ¼ TL	Hanfsamen 1 EL
Brokkoli ¼	Zimtpulver ¼ TL	Zitrone oder Limette Saft von ¼ Frucht

- Die Mengenangaben sind für frisches, geputztes, gegebenenfalls geschältes und entsteintes Obst und Gemüse.
- Wenn du das gewünschte Obst und Gemüse nicht frisch da hast, ist tiefgekühltes eine gute Alternative. Wenn du empfindlich oder entsprechend gesundheitlich gefährdet bist, solltest du jedoch auf den Verzehr roher tiefgefrorener Früchte und Gemüse verzichten. Hier besteht immer die Gefahr einer Kontamination mit Viren oder Bakterien.
- Verwende möglichst kein Obst und Gemüse aus der Dose. Meist ist hier Obst gezuckert und Gemüse gesalzen.

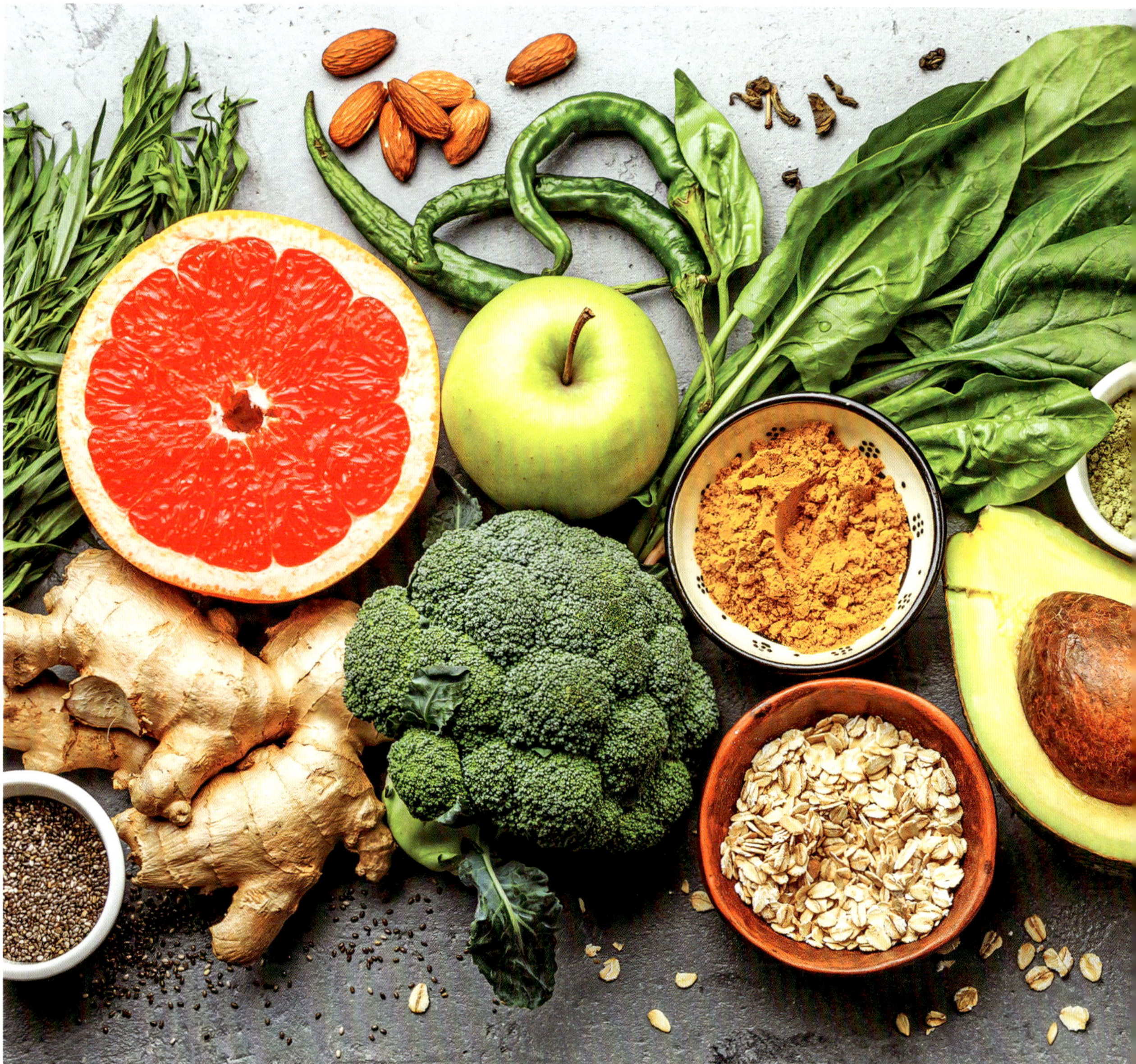

Tipps, damit's schneller geht:

- Kaufe tiefgefrorenes Obst und Gemüse und kombiniere sie portionsweise in Tiefkühlbehältern. Dann kannst du immer nur eine Portion im Kühlschrank antauen lassen.
- Bei guter Kühlung kannst du deinen Smoothie auch mehrere Stunden, maximal aber einen halben Tag zuvor zubereiten.

Weitere Tipps:

- Für einen Frische-Kick beim Pürieren Eiswürfel dazugeben!
- Smoothies lassen sich in einer Flasche mit breiter Öffnung gut mitnehmen. Einfach aufschütteln und genießen! Auch hier gilt jedoch: Gekühlt aufbewahren und nicht zu lange stehen lassen!

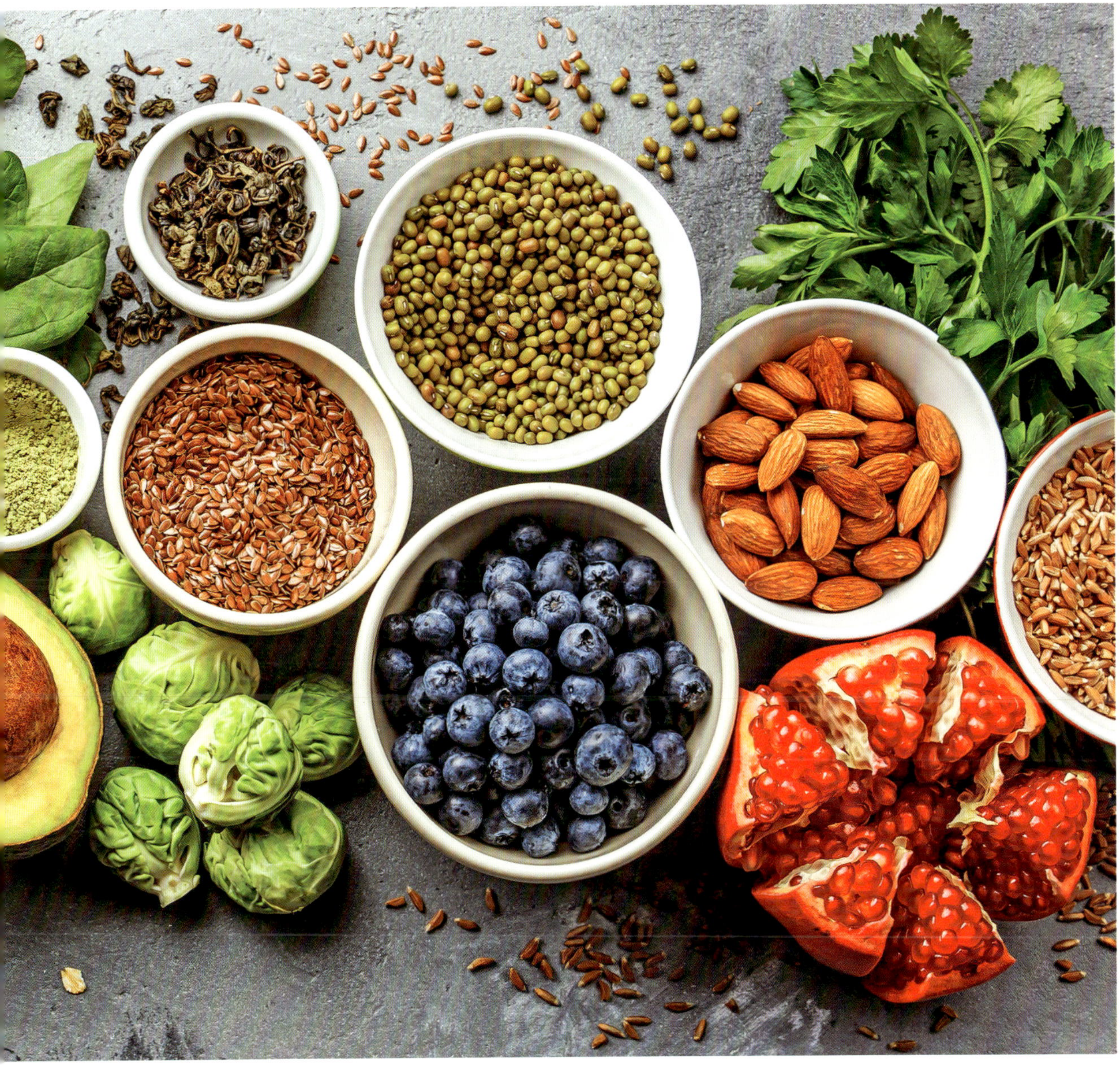

Euer Feedback

Seit ich unter @elli_hoop auf Instagram über Hula Hoop poste und meine Übungen teile, bekomme ich viele tolle Rückmeldungen.
Hier nur eine kleine Auswahl von Kommentaren meiner Follower, die schreiben, wie Hula Hoop ihr Leben zum Positiven verändert hat.
Aus Gründen des Persönlichkeitsschutzes werden die Instagram-Benutzernamen nicht gezeigt.

„Hullern bedeutet für mich: gute Laune, Stärkung der Körpermitte, Achtsamkeit."

„Hullern war für mich der erste Schritt in Richtung Sport nach meiner Krebserkrankung. Ich sammle damit neue Energie und versuche, wieder fit zu werden. Hullern haucht einfach meinem gesamten Körper wieder Leben ein."

„Hullern bedeutet für mich Auszeit, Ausgleich, Lebensfreude, Spaß an Fitness und Körperhaltung. Ich bin schon über 1,5 Jahre dabei und kann mir mein Leben ohne gar nicht mehr vorstellen."

„Hullern hat mich endlich wieder beweglich gemacht nach gefühlten 13 Jahren (so alt ist mein Ältester) Unbeweglichkeit. Hullern macht mich tatsächlich frei."

„Endlich ein Sport, der auch einem Sportmuffel wie mir Spaß macht. Super für daheim und mit lesen, Musik hören oder fernsehen kombinierbar."

„Sobald ich den Reifen in die Hand nehme und dabei Musik höre, kann ich abschalten und bin happy."

„Für mich bedeutet Hullern Freiheit und sich komplett auf sich selbst konzentrieren zu können."

„Hullern bedeutet für mich Glück, Spaß und in dem Moment frei sein. Es entspannt so sehr und tut einfach gut."

„Mich macht es stolz, weil ich jetzt etwas kann, das ich als Kind nicht konnte. (...) und durch regelmäßiges Hullern habe ich keine Rückenschmerzen mehr."

„Hullern bedeutet Zeit für mich, und ich habe meinen Körper besser kennengelernt. Hullern ist viel mehr als nur den Reifen kreisen zu lassen."

„Hullern bedeutet für mich absolute Freiheit, eine starke Mitte und mich mit positiver Energie zu stärken."

„Hullern bedeutet für mich; über mich selbst hinauszuwachsen. Es ist der Wahnsinn, welch positiven Einfluss es auf mich hatte."

„Bei mir hat das Hullern wirklich schon Teile meines Lebens verändert. Durch meine Depression, Herzkrankheit und diverse Bandscheibenvorfälle hatte ich jegliche Lebenslust verloren. Gewichtszunahme, weil durch die Schmerzen und Antriebslosigkeit kein Sport möglich war, kein Selbstbewusstsein. Seit ich hullere, hat sich nicht nur meine Figur sehr verändert, sondern auch mein Selbstbewusstsein."

„Mich entspannt Hullern. Es setzt positive Energien frei."

„Hullern erdet mich, macht meinen Kopf frei, zentriert mich, bringt mich in meine Mitte."

„Hullern bedeutet für mich, etwas geschafft zu haben, was ich anfangs nie gedacht hätte."

„Hullern bedeutet für mich, nochmal Kind zu sein und etwas für die Gesundheit zu tun."

„Hullern bedeutet für mich, dass ich viel fitter bin, bessere Verdauung habe, eine stärkere Mitte, Stressabbau, Entspannung, mehr Bewegung und einen freien Kopf."

„Freiheit, Wohlfühlen, Entspannen, es macht einfach süchtig und glücklich."

Übersicht Muskeln

1. Abspreizer-Abduktoren – *Musculus gluteus medius, Musculus gluteus minimus, Musculus piriformis*
2. Äußerer breiter Oberschenkelmuskel – *Musculus vastus lateralis*
3. Beckenboden innere Muskelschicht, Diaphragma pelvis – *Musculus levator ani* und *Diaphragma urogeniale* als Platte von Muskel und Bindegewebe
4. Bein- oder Schenkelbeuger – *Musculus biceps femoris*
5. Breiter Rückenmuskel – *Musculus latissimus dorsi*
6. Deltamuskel – *Musculus deltoideus*
7. Dreiköpfiger Armmuskel „Trizeps" – *Musculus triceps brachii*
8. Gerader Bauchmuskel – *Musculus rectus abdominis*
9. Gerader Oberschenkelmuskel – *Musculus rectus femoris*
10. Großer Adduktor – *Musculus adductor magnus*
11. Großer Brustmuskel – *Musculus pectoralis major*
12. Großer Gesäßmuskel – *Musculus gluteus maximus*
13. Hinterer unterer Säge(zahn)muskel – *Musculus serratus posterior inferior*
14. Innerer Schenkelmuskel – *Musculus vastus medialis*
15. Intrinsische Muskeln des unteren Rückens – *Musculus iliocastalis, Musculus multifidus, Musculi intertransversaii mediales et laterales lumborum, Musculi interspinales lumborum*
16. Kammmuskel – *Musculus pectineus*
17. Kleiner Brustmuskel – *Musculus pectoralis minor*
18. Kurzer Adduktor Oberschenkel – *Musculus adductor brevis*
19. Langer Adduktor Oberschenkel – *Musculus adductor longus*
20. Mittlerer Gesäßmuskel – *Musculus gluteus medius*
21. Mittlerer Schenkelmuskel – *Musculus vastus intermedius*
22. (Ober-)Schenkelbindenspanner – *Musculus tensor fasciae latae*
23. Quadratischer Lendenmuskel – *Musculus quadratus lumborum*
24. Querer Bauchmuskel – *Musculus transversus abdominis*
25. Rotatorenmanschette = Verbund mehrerer Muskeln um die Schulterpartie – *Musculus trapezius, Musculus teres minor, Musculus infraspinatus, Musculus subscapularis*
26. Schollenmuskel – *Musculus soleus*
27. Vierköpfiger Beinstrecker – *Musculus quadriceps femoris*
28. Zwillingswadenmuskel – *Musculus gastrocnemicus*

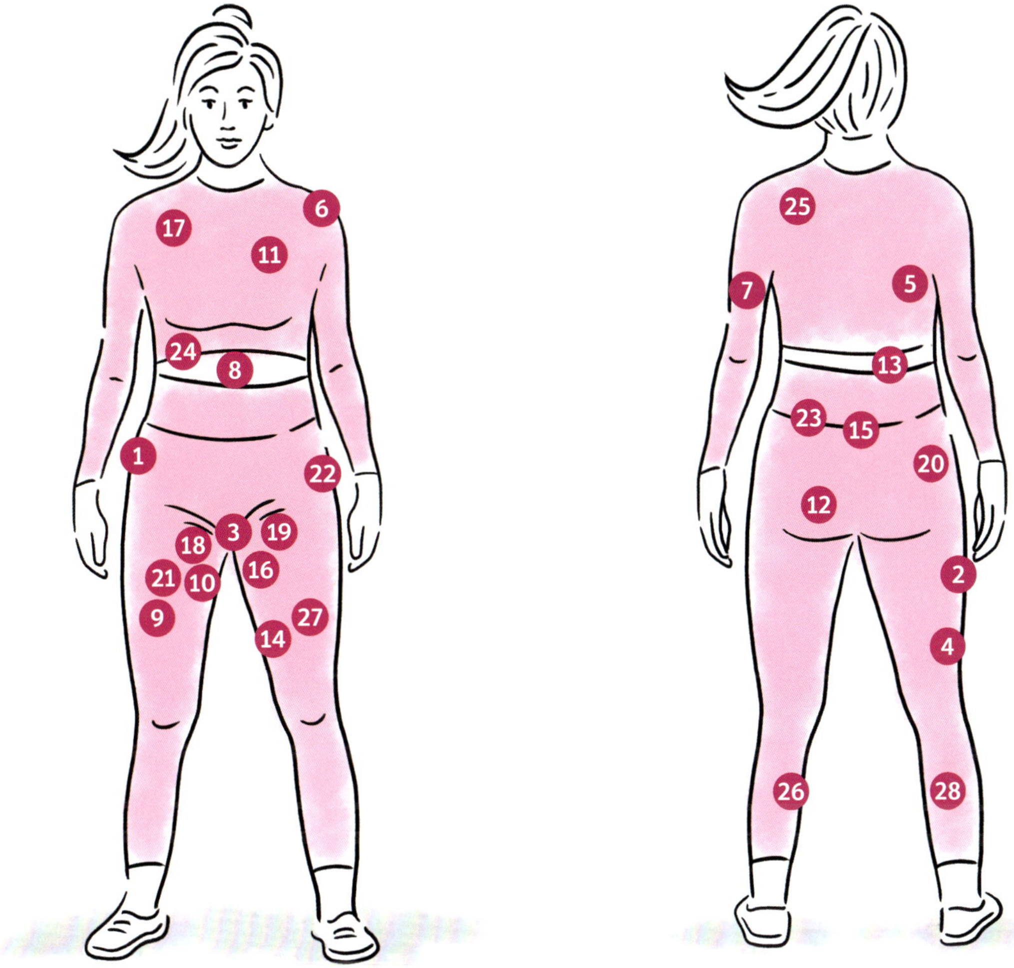

6
17
11
24
8
1
22
3
19
18
21
10
16
9
27
14
25
7
5
13
23
15
20
12
2
4
26
28

Buchempfehlungen für Dich

Noch mehr Kreativ-Bücher zum gleichen Thema gesucht?

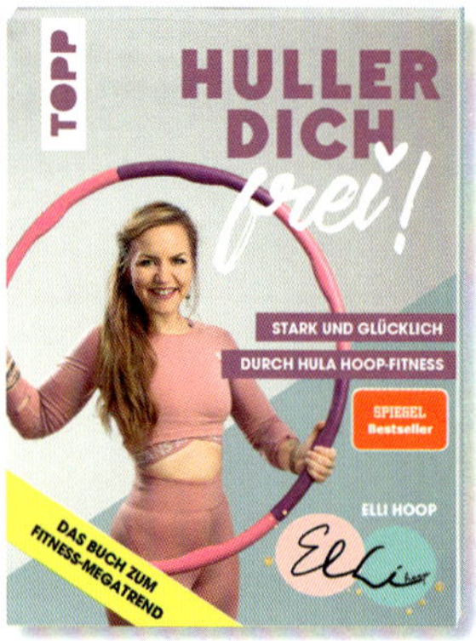

ISBN 978-3-7724-4554-5

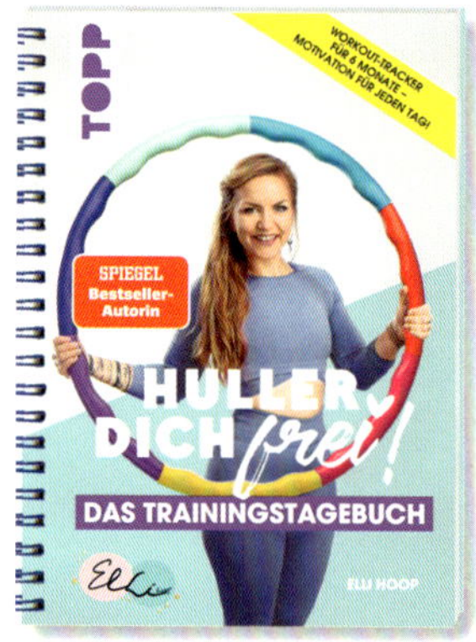

ISBN 978-3-7724-4583-5

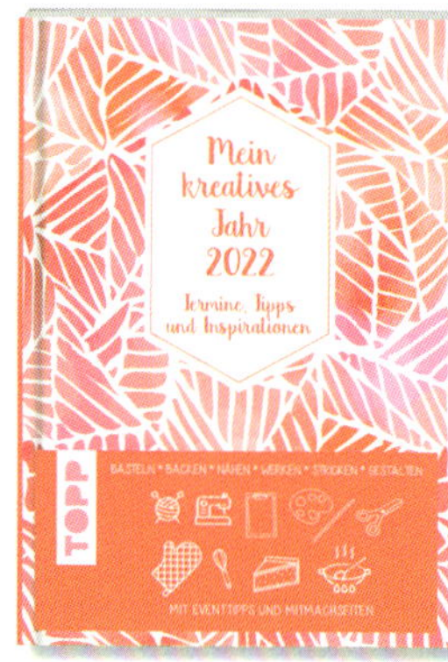

ISBN 978-3-7724-4543-9

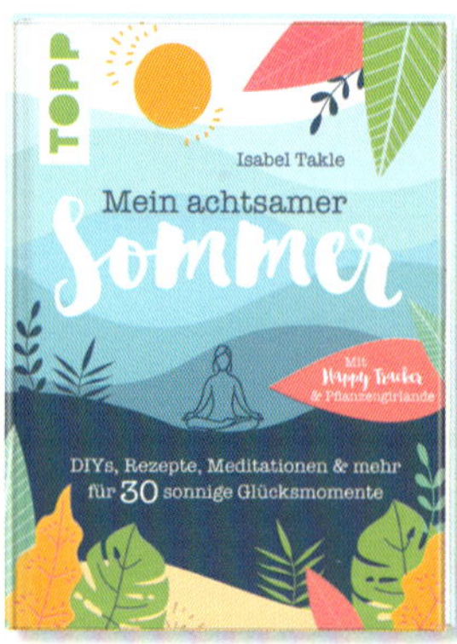

ISBN 978-3-7724-4526-2

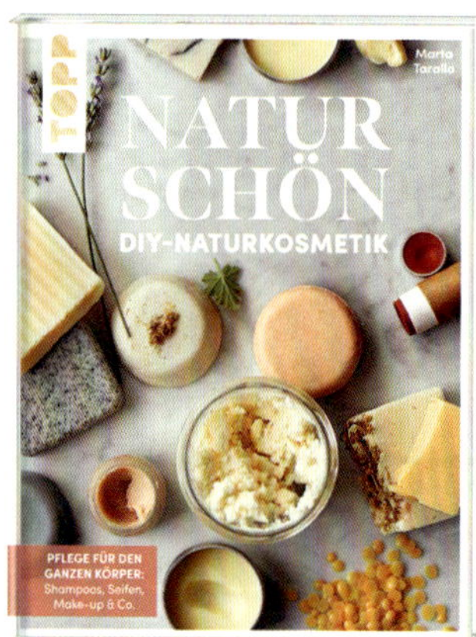

ISBN 978-3-7724-4592-7

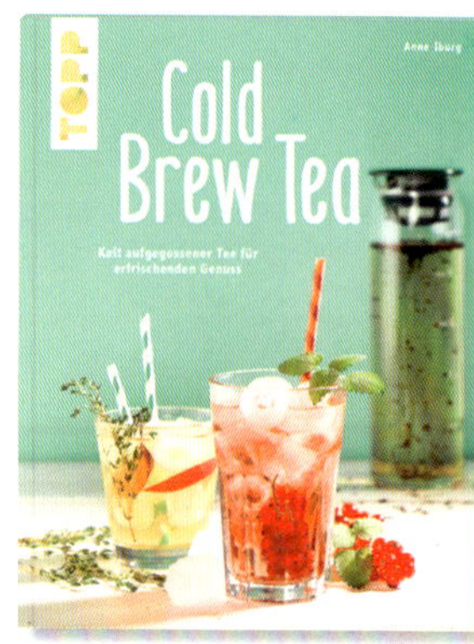

ISBN 978-3-7724-8073-7

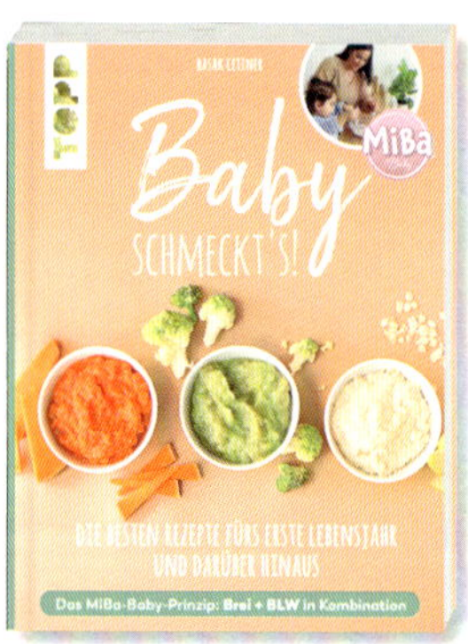

ISBN 978-3-7724-4483-8

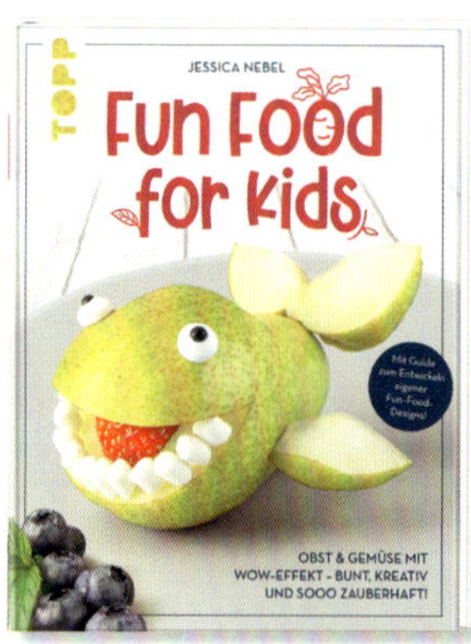

ISBN 978-3-7724-4484-5

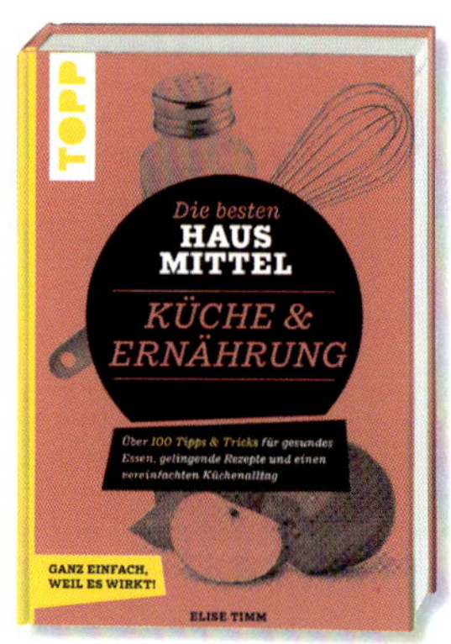

ISBN 978-3-7724-4530-9

Viele weitere Kreativ-Bücher findest du auf www.TOPP-kreativ.de

#TOPPPROJEKT

Die eigene Kreativität zeigen: TOPPprojekt mit anderen Kreativen teilen und Teil der Gemeinschaft werden.

DIY-begeistert und auf Instagram? Dann unbedingt mitmachen! Hier gibt's Tipps und Feedback zu den eigenen Projekten. Außerdem verlosen wir jeden Monat ein Überraschungspaket. Um am Gewinnspiel teilzunehmen, einfach ein Bild vom Kreativ-Projekt aus unseren Büchern mit #TOPPprojekt posten und unserem Account @frechverlag folgen. Mehr Infos auf TOPP-kreativ.de/TOPPprojekt

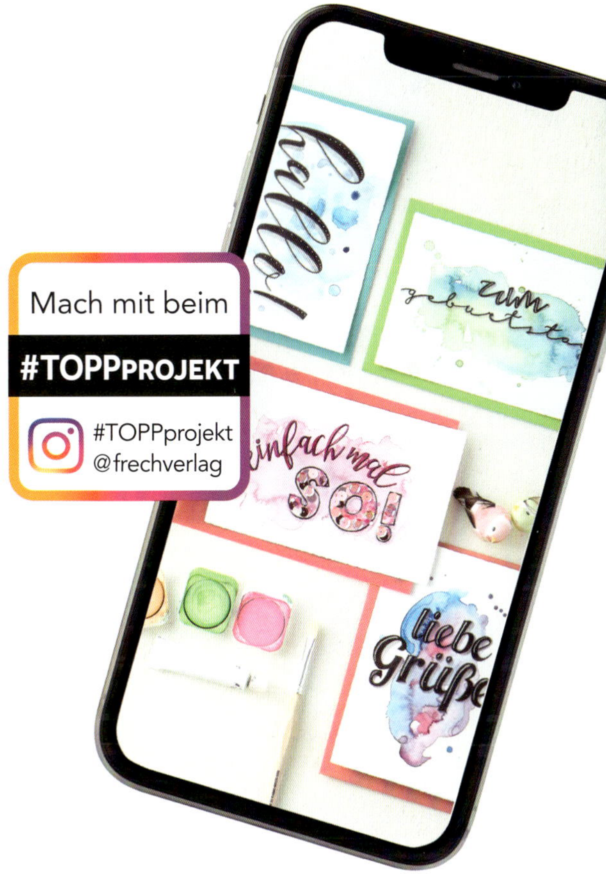

Website
Auf TOPP-kreativ.de kannst du ein riesiges Angebot von über 1.000 Kreativbüchern, Sets & mehr entdecken.

Newsletter
Gleich anmelden unter: TOPP-kreativ.de/newsletter und immer als Erstes von unseren Neuheiten und Sonderaktionen erfahren.

Instagram
@frechverlag

Pinterest
pinterest.com/frechverlag

Facebook
facebook.com/frechverlag

DigiBib
Hier findest du zusätzlich zu vielen unserer Bücher digitale Extras, wie Video-Tutorials, Plotter-Dateien, Vorlagen, Übungsblätter & vieles mehr. Einfach im Impressum deines TOPP-Buchs den Freischalte-Code nachschlagen und exklusive Inhalte freischalten. TOPP-kreativ.de/digibib

Youtube
youtube.com/frechverlag

Impressum

VIELEN DANK an Christine Theurer und Corina Palladino für die kompetente fachliche Beratung.

TEXTE: S. 7, 32, 136–137: Elli Hoop; S. 4–5, 8–9, 14–31, 34–95, 101–111, 122–129, 132–135: ZweiKonzept GbR; S. 10–12, 96–100, 112–113, 138–139, Kästen bei den Übungen: Christine Theurer; S. 116–121, 130–131: Corina Palladino

FOTOS: S. 8–9: commons.wikimedia.org; S. 15: Adobe Stock/Printemps; S. 16: Adobe Stock/suthisak; S. 110: Adobe Stock/SianStock; S. 112: Das Fotostudio, Frankfurt; S. 113: Nadine Swientek; S. 114/115: Adobe Stock/katrinshine; S. 117: Corina Palladino; S. 118: Adobe Stock/Dar1930; S. 119: Adobe Stock/petrrgoskov; S. 120: Adobe Stock/dmitr1ch; S. 122/123: Adobe Stock/anaumenko; S. 125: Adobe Stock/NPD stock; S. 127: Adobe Stock/Angelina Zinovieva; S. 134/135: Adobe Stock/Natalia Lisovskaya; Unterlegung Zitate: Adobe Stock/faitotoro; alle anderen: Frank Schuppelius

COVERGESTALTUNG: Eva Hook

PRODUKTMANAGEMENT: Stephanie Iber

KONZEPTION: Britta Sopp und Tina Bungeroth, ZweiKonzept GbR

PRODUCING: ZweiKonzept GbR

FACHLICHE BERATUNG: Fitness und Sport: Christine Theurer
Ernährung und Drinks: Corina Palladino

ILLUSTRATIONEN: Pia Himmelein

HERSTELLUNG: Heike Köhl

LAYOUT UND SATZ: Michael Feuerer

REPRO: Michael Feuerer

DRUCK UND BINDUNG: POLYGRAF PRINT spol. s r.o.

1. Auflage 2022

ISBN 978-3-7724-4369-5 · Best.-Nr. 4369